JN320564

ひざ痛は99%完治する

“くり返す痛み・腫れ”も“O脚”もあきらめなくていい！

酒井慎太郎

GENTOSHA

はじめに

2500万人もの人がひざに問題を抱えている

ひざの痛みに悩んでいる人は多いもの。

厚生労働省の研究班の出した推計では、変形性ひざ関節症などのひざ痛を抱える人は、予備軍を含めると2500万人にものぼるそうです。つまり、日本人のおよそ5人にひとりは、何らかのひざのトラブルを感じているわけですね。

この本を手に取ったみなさんは、すでにそうしたトラブルをお持ちなのかもしれません。また、みなさんの身近にも、ひざに不調を訴えている人が何人もいらっしゃるのではないでしょうか。

たとえば――

法事で顔を合わせるたびに、いつも「ひざが痛くて困っちゃう……」とこぼしている親戚のおばさん。

慣れないハイヒールを履いていたせいで、ひざや腰を痛めてしまったＯＬ。

ひざを痛めたために、趣味の山登りができなくなってしまった会社の上司。

スーパーの階段で転んで以来、ひざが痛くて家にこもりがちになってしまったおばあさん。

体調が悪くなったり、足腰が冷えたりすると、そのたびに、昔スキーで痛めたひざが、なんとなく痛みだすという主婦。

スポーツでひざを痛めて以来、思うようなパフォーマンスができなくなってしまったアスリート。

外反母趾《がいはんぼし》をかばいながら歩いているうちに、ひざまで痛くなってきてしまった保険レディ。

ハーフマラソンにチャレンジしたのはいいものの、レース後、ひざが腫《は》れ上がってしまった会社の同僚。

歩道橋の階段の上り下りがたいへんなため、ひざをかばいながらのろのろと道を横断しようとするおじいさん。

いかがでしょう。

みなさんにも、「自分はこのタイプだな」「あの人はこのパターンだな」と思い当たるフシがあるのではないでしょうか。〝5人にひとり〟という数字は、決して大げさなものではありません。今の日本では、老若男女を問わず、じつに多くの方々がひざに問題を抱えています。

ひざが痛くなると、人は行動範囲が大きく狭められてしまいます。本来なら簡単にできることができなくなったり、会いたい人に会えなくなったり、楽しみにしていたことを楽しめなくなったりします。みなさんは、ひざのトラブルのために、自分の歩む道をみすみす狭めてはいないでしょうか。

ひざ痛の人は、「腰」も「全身」も見ていかなければならない

本書を手にしたみなさんのなかには、これまで何軒もの病院や治療院を回り、ひざ痛治療に多くの時間を費やしてきた方もいらっしゃるかもしれません。

一般に、ひざの痛みは、すっきりと治らないことが多いもの。いったんは痛みが消えても、再発してしまったという人も少なくないはずです。

なぜ、完治とはいかないのか。

整形外科などで行なっている治療が、痛みをとることを主眼にした『対症療法』中心であるせいもあります。また、ひざ痛は長い年月をかけて「ひどくなったり、よくなったり」をくり返しつつ、徐々に悪化していく傾向があるために、長期的・包括的な治療を続けにくい側面もあるでしょう。

ただ、いちばん大きな原因は、多くの医師が「ひざしか診《み》ていない」せいではないでしょうか。一般の病院では、「ひざが痛い」と言えば、「ひざ」しか診てくれません。また、「腰が痛い」と言っても、「腰」しか診てくれません。

でも、ひざも腰もつながっているのです。

歩くにしろ、走るにしろ、目の前のゴミを拾うにしろ、私たちの行なうひとつひとつの動作は、たくさんの関節が巧みに連携しているからこそ成立しています。しかも、どれかひとつの関節に不具合でも生じたなら、その不具合がたちまちほかの関節にも影響してしまうシステムになっているのです。とりわけ、ひざと腰の関節は、相互連携の度合いが非常に深く、片方の調子が悪くなると、もう片方も調子を狂わせてしまうことが少なくありません。

ですから、ひざ痛と腰痛を合併している方はたいへん多い。ひざ痛を訴える方のほとんどは、腰の不具合も気にされていますし、腰痛を訴える人の7〜8割は、ひざにも不具合を抱えています。

だから、本当は、ひざだけではなく、腰もセットで見ていかなくてはならない。そして、各関節がちゃんと連携できているかどうか、体全体を広く見渡していかなくてはならないのです。

こういう全身的なアプローチで適切な治療を行なっていけば、ひざは必ずよくなります。本書ではこれから、その治療とケアのノウハウをできる限りわかりやすく紹介していくことにします。

ひざの問題に真剣に向き合って、長く充実した人生を送ろう

私は、東京の王子というところで、腰痛、首痛、ひざ痛などの患者さんを中心に診

る「さかいクリニックグループ」を開業しています。

当院の最大の特徴は、『関節包内矯正《かんせつほうないきょうせい》』という独自の治療法を実施している点です。あとでくわしくご説明しますが、関節の不具合からくる痛みは、ほとんどこれによって解消させることができます。ありがたいことに、全国津々浦々からたくさんの患者さんにお越しいただき、いつも予約で満杯状態です。できる限り早急に患者さんの痛みを解消させられるよう、スタッフと手分けして、1日150名以上の方を診させていただいております。

なお、私にとって本書は、『腰痛』『肩こり・首痛』と続いたシリーズの3作目です。第1作目が『腰痛は99％完治する――〝ぎっくり〟も〝ヘルニア〟もあきらめなくていい！』というタイトル。第2作目が『肩こり・首痛は99％完治する――〝緊張性頭痛〟も〝腕のしびれ〟もあきらめなくていい！』というタイトルです。未読の方は、ぜひ、こちらもお読みになってみてください。

おかげさまで、両著とも、たくさんの方々に支持され、版を重ねてロングセラーの道を歩んでいます。「ずっと悩みの種だった症状が治った！」「書いてある通りにやったら、痛みが消えた！」といったお便りも、幻冬舎の編集部宛に多数いただいております。また、読者の方々のお便りには「ひざ痛についても書いてほしい」というご要望が多く、それが3冊目の本書を出すきっかけとなったわけです。お便りをくださった方々には、この場を借りてお礼申し上げます。みなさん、ありがとうございました。

ともあれ、今回のテーマは、ひざです。

ひざ関節の軟骨や半月板は、長い年月、何年何十年もかけて少しずつ磨《す》り減ったり傷ついたりしています。ひざ痛を訴える人には比較的年齢が高い人が多いわけですが、痛みのそもそものきっかけは、若い頃や中年期の生活や習慣にこそあるといってもいいでしょう。若い頃や中年期に、ひざに対してどういう接し方をしてきたかが、症状に大きく影響を及ぼしているのです。

2本足で歩く人間にとって、ひざが動き、足腰が動くということは、〝生命線〟といってもいいくらい重要な問題です。もし、ひざの痛みから、歩けなくなったり、移動に支障が出たりすれば、行動が著しく制限されてしまいます。ひざの状態が極端に悪くなれば、『寝たきり』になってしまうこともあるでしょう。

私たちは、より広範囲に、よりアクティブな行動をとるために、常にひざをスムーズに動くようにしておかなければなりません。きっと、ひざに対するケア意識の高い人は、毎日活発に動き回り、人生を長く健康に生きることができるでしょう。逆に、ひざのことなどどうでもいいというような態度でいる人は、早晩足腰に不調を訴え、人生の可能性を大きく狭めてしまうことになるでしょう。

つまり、今、ひざの問題をないがしろにしていると、人生のあとあとになって大きく響いてくるものなのです。

もちろん、みなさんご自身の「ひざ」も、例外ではありません。

今、痛い人はもちろん、今は痛くない人も、ひざ痛という問題に対して、他人事《ひとごと》のような顔はしていられません。

だから――

みなさん、ぜひ、自分のひざの問題に、真剣に向き合いましょう。そして、これからの長い人生を明るく照らし出そうではありませんか。

酒井慎太郎

Contents

ひざ痛は
99%完治する

Part 1

もう、ひざの痛みに悩まされなくて済む！

Part 2

ひざ&腰の関節ケアで一生痛むことのない体をつくる！

Part 3

足の痛みはすべて解決！タイプ別・対策マニュアル

Part 4

ひざと下半身の関節お悩みすっきり解消Q&A

Part 5

ひざ・足腰を強くする関節トレーニングメソッド

カバーデザイン/AD・渡邊民人　D・荒井雅美(TYPEFACE)
本文イラスト/坂木浩子
本文デザイン・DTP/荒井雅美・小林麻実(TYPEFACE)
編集協力/高橋明

Part

1

もう、ひざの痛みに悩まされなくて済む!

まずは「年のせい」という固定観念を捨てよう

なぜ、ひざが痛くなるのか――

その答えは、とてもシンプル。ひざが、体のうちでももっとも体重がかかる関節だからです。

歩いたり、走ったり、座ったり、飛び跳ねたり……何らかの動作を行なえば、ひざ関節にはその都度、体の重みがズシッとのしかかってきます。大きな力がかかるために、トラブルが生じやすいわけですね。

ですから、ひざを酷使している人や長年使っている人は、より痛めやすいということになります。

たとえば、バレーボールやバスケットボールは、飛び跳ねることが多く、ひざに負担のかかるスポーツです。こうしたスポーツを長くやっている人のなかには、年は若くともかなりひざを悪くしている方が少なくありません。それに、バレーやバスケットに限らず、アスリートには、ひざを酷使している人が多いもの。プロのスポーツ選手ともなると、ひざにトラブルを抱えたことがない人を探すほうが難しいくらいです。

また、スポーツに縁のない暮らしをしている人でも、何十年もの間、ひざの関節を働かせていれば、やはり痛めやすくなります。

この場合、ひざ関節の「使いすぎによって悪くなるパターン」と、ひざ関節の「使わなさすぎによって悪くなるパターン」のふたつのパターンがあります。前者は、長年ジョギングやマラソンなどを続けてきた人などに多いパターン。後者は、長年の運動不足からひざの筋肉が衰えてしまい、ひざ関節に無理な力がかかるようになった結果起こるパターンです。

そして、ひざ痛を訴える人にもっとも多いパターンは、後者の「ひざの筋肉の衰えから起こるひざ関節のトラブル」。そう、高齢になると、患者数がぐっと目立って増えてくる『変形性ひざ関節症』です。

全国に2500万人いるといわれるひざ痛患者のうち、ほとんどはこの変形性ひざ関節症か、その予備軍だといっていいでしょう。

ただし——

ここでみなさんにひと言申し上げておきましょう。

おそらく、変形性ひざ関節症に代表されるひざの痛みに対して、「お年寄りになると現われる老化現象」というような固定観念をお持ちの方も多いかもしれません。

その固定観念は、今すぐ捨ててください。

ひざ関節の痛みは、年齢とは関係なく起こるもの。お年を召した方が大多数を占めるのは事実ですが、若い人にも無縁ではありません。若いうちにスポーツでひざを酷使した人などが、30代や40代の早い段階で、変形性ひざ関節症に悩まされるケースもあります。

それに、「ひざ痛＝老化現象」という固定観念が頭にあると、どうしても「老化現象だから仕方ない」「年だから、あきらめるしかない」といった発想に傾きがちになってしまいます。

しかし、これはとんでもない誤解です。変形性ひざ関節症は、適切な治療と対策さえ施せば、必ず治すことができます。

ですから、この際、年齢のことは忘れましょう。

ひざ痛を「年のせい」にしてしまってはいけません。どんなに年をとろうとも、治療をあきらめてはいけません。

むしろ、変形性ひざ関節症は、老若男女すべての人に関係してくる病気。ひざに過度な負担をかけていれば、誰がかかってもおかしくない病気と捉《とら》えるほうがいいのです。

ひざには体重の3〜8倍の重みがかかっている

ところで、みなさんは、ひざにどれくらいの負担がかかっているのか、考えたことがおありでしょうか。

たとえば、平地を歩いているとき。

驚くなかれ、このとき、ひざには体重の3〜8倍の重みがかかっています。ふつうに歩いているだけで、こんなに負担がかかっているのです。勢いよく走ったり、ジャンプしたり、階段を上ったり下りたりすれば、さらにもっと大きな荷重がかかってくることになります。

このように、体の重みがかかってくる関節のことを『荷重関節』と呼びます。ひざは、寝ているときと座っているとき以外は、常に体重の何倍もの荷重を支え続けているわけです。

しかも、その負担は、体重が重くなればなるほど、大きくふくらみます。

体重60キログラムの人が平地をふつうに歩いていたとしましょう。このとき、この人のひざには、少なくとも3倍の180キログラムの荷重がかかっていることになります。

では、その人が5キロ太って65キログラムになったらどうなるでしょうか。平地を歩いているときのひざへの荷重は3倍の195キログラム。一気に15キロもひざへの負担が増してしまうことになります。さらに、もし、10キロ太ったなら、210キログラムになって、なんと30キロの負担アップ。30キロといえば、かなりズシリとくる重さです。いかに体重増加がひざへの負担増につながるかがおわかりいただけることでしょう。

みなさんも、ぜひ、ご自身のケースに当てはめて考えてみてください。

例を挙げれば、中年太りが気になるみなさんには、「学生時代に比べて、10キロも体重が増えてしまった」というような方が少なくないのではないでしょうか。そういう方々は、若い頃に比べると、歩くだけでひざに30キログラムもの負担が上乗せされているわけですね。もちろん、走ったり、ジャンプしたりすれば、ひざへの負担はさらに大きくなります。

そのうえ、日頃の運動不足がたたって、ひざの筋肉が衰えてきているとなると、重みがひざの荷重関節にばかりかかるようになってしまうのです。そんな無理な負担を背負わされた状態で、365日こき使われたのでは、ひざの関節もたまったものではありませんよね。

どうです？　このように考えると、ひざにいかに大きな負担がかかっているかがおわかりになるのではありませんか？　みなさんも、ひざ関節が悲鳴を上げるのも当然だという気になってきたのではないでしょうか。

“クッション機能”の低下が命取りに

では、大きな負担がかけ続けられると、ひざの関節にどのような変化が起こるのでしょうか。

ここで、ひざ関節の構造について、少しご説明しておきましょう。

ひざ関節とは、『大腿骨《だいたいこつ》』（太ももの骨）と『脛骨《けいこつ》』（すねの骨）とが接する部分を指します。関節寄りの大腿骨の前側には、〝ひざのお皿〟、すなわち、『膝蓋骨《しつがいこつ》』があります。

関節内の大腿骨と脛骨の先端は、硬い骨同士が直接ぶつかり合わないよう、3～5ミリの厚さの軟骨によって覆われています。さらに、ふたつの骨の間には、『半月板』と呼ばれる軟骨が座布団のように前後に挟まっています。こうした軟骨や半月板は、ひざにかかる荷重負担や衝撃をやわらげるためのクッションの役割を果たしているわけです。私たちが走ったり飛び跳ねたりすることができるのも、状況に合わせてひざをなめらかに動かすことができるのも、このクッション機能が正常に働いているおかげだといっていいでしょう。

もっとも、このクッション機能は、関節を使えば使うほど、低下していってしまいます。半月板や軟骨は、ぶつかり合い、こすれ合うたびに磨耗《まもう》していく、いわば消耗品です。スポーツで大きな衝撃をかけ続けたり、長年にわたり関節に負担をかけ続けたりすることによって、どんどん磨り減っていってしまうのです。

ひざの構造

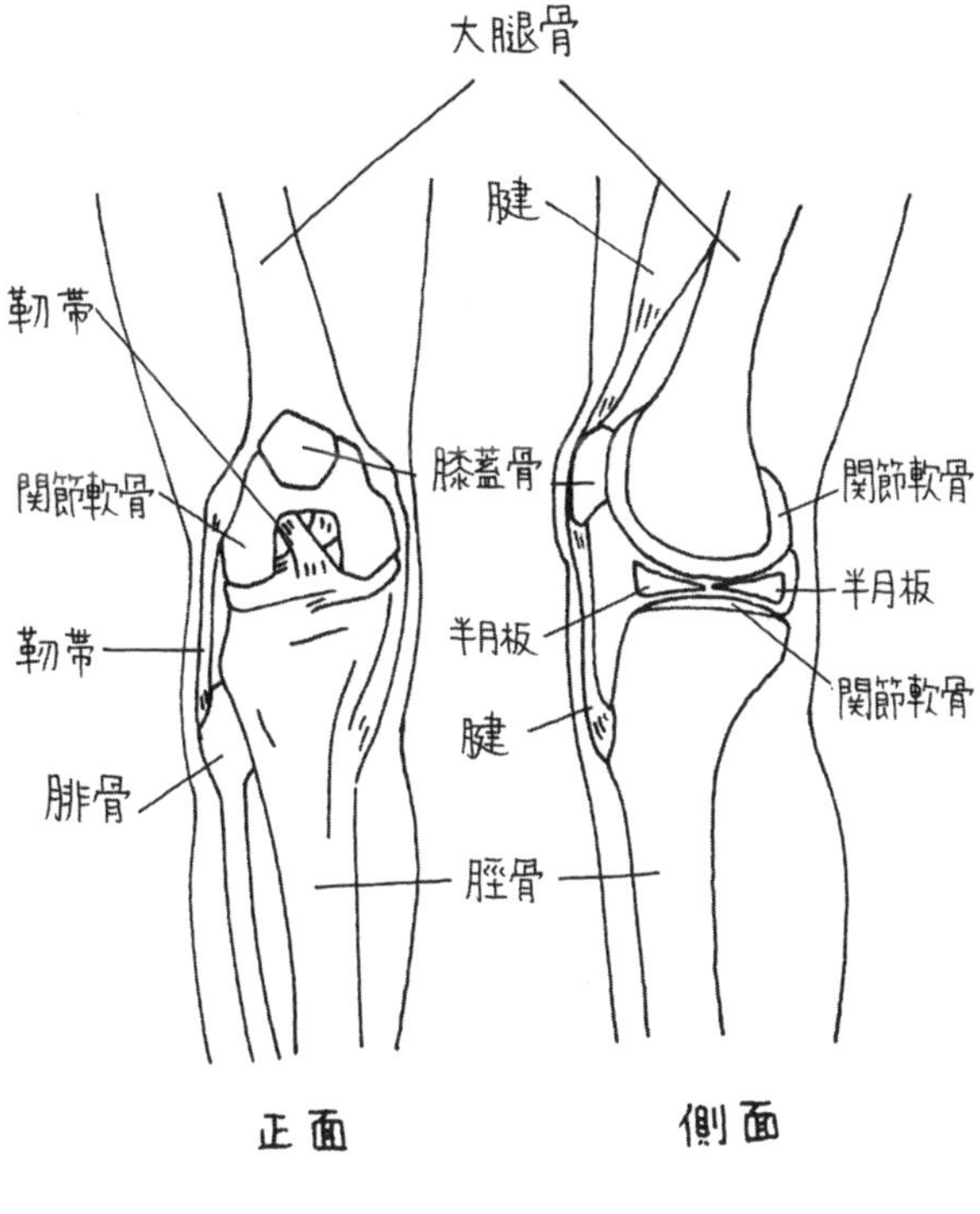

しかも、いったん磨り減ってしまうと、修復されにくい。

これが、骨や皮膚など、別の組織であれば、修復・再生されます。私たちの体の修復機能を主に担当しているのは血液です。たとえ骨折しても、血液がカルシウムやたんぱく質などの栄養分を次々に運んできて、骨がつくられ、元のように修復されていくわけです。

しかし、残念ながら、半月板や軟骨組織には、血管が通っていません。そのため、一度傷ついたり磨り減ったりしてしまうと、なかなか修復をすることができないのです。だから、関節に無理な負担がかけ続けられると、半月板が傷ついたり、軟骨が磨り減ったりして、年月とともにじわじわとクッション機能が衰えていってしまうわけです。

あとでくわしくご説明しますが、軟骨の磨耗が進むと、軟骨が変形したり、『骨棘《こつきょく》』と呼ばれる突起ができたりして、より関節に痛みを感じやすくなります。これが変形性ひざ関節症の典型的な症状です。

また、さらに軟骨の磨耗が進むと、やがて軟骨の下の『滑膜《かつまく》』が露出してきて、滑膜同士がぶつかり合うようになります。そして、その滑膜すら磨耗してしまうと、大腿骨と脛骨の骨同士が関節内でぶつかり合うようになります。もちろん、クッションを失ったひざには、歩くたび、動かすたびごとに大きな痛みが走るようになることでしょう。

ひざ痛になるか、ならないか——それは、ひざ関節のクッション機能をどうすこやかにキープできるかにかかっているといってもいいのではないでしょうか。

運動不足による『O脚』はひざ痛の危険信号

なお、ひざ関節のクッション機能を低下させやすい人には、ひとつの大きな傾向があります。

先にも少し触れましたが、長年の運動不足から足の筋力が衰えてきている人は、クッション機能が低下しやすく、変形性ひざ関節症になりやすいのです。これについてもご説明しておきましょう。

ひざを動かすために、もっとも重要な働きをしているのは『大腿四頭筋《だいたいしとうきん》』という筋肉です。大腿四頭筋は、全身のなかでもっとも強くて大きい筋肉。太ももの4つの筋

ひざ痛が起こる流れ

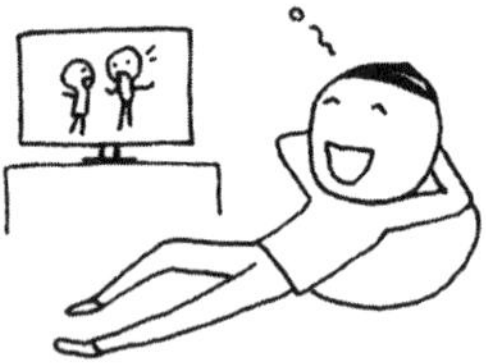

1 長年の運動不足

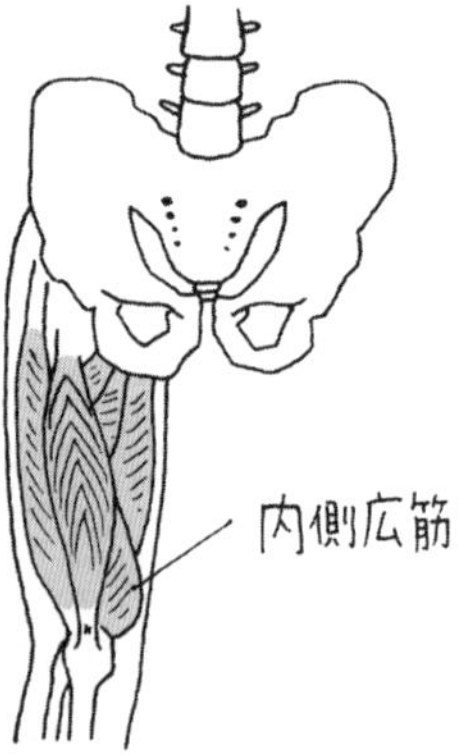

2 ひざの内側の筋肉が衰える

肉が、ひとつの腱《けん》にまとまって膝蓋骨や脛骨に結びついています。立ったり座ったりできるのも、歩くときにひざが崩れないのも、大腿四頭筋の太い筋肉の束がしっかり動作を支えているからなのです。

　この大腿四頭筋の筋力が低下してくると、ひざのバランスが崩れ、さまざまな問題が生じてくることになるわけです。

　大腿四頭筋は、『大腿直筋《だいたいちょっきん》』『外側広筋《がいそくこうきん》』『内側広筋《ないそくこうきん》』『中間広筋《ちゅうかんこうきん》』の4つの筋肉で成り立っています。このうち、とくに筋力が低下しやすいのが、ひざの内側にある内側広筋。この筋肉は日常ではそれほど使われず、日頃から運動不足だっ

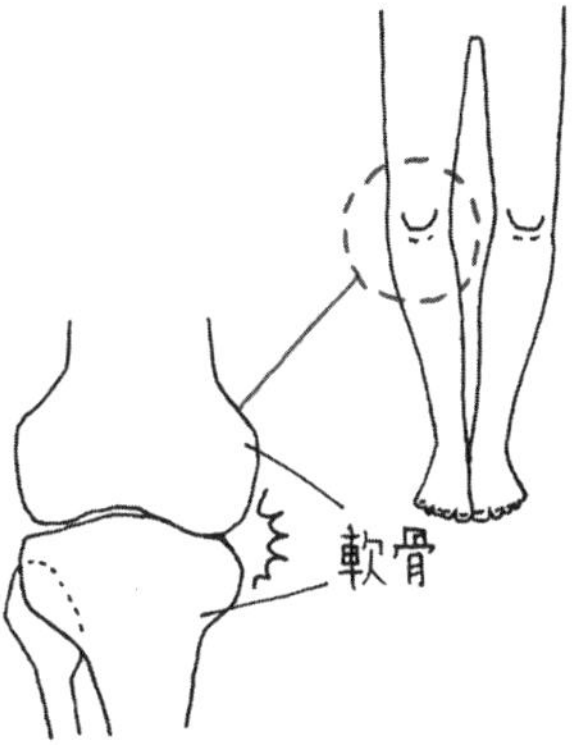

3 O脚が進行し、ひざ関節が内側に傾いて軟骨同士がぶつかり合いやすくなる

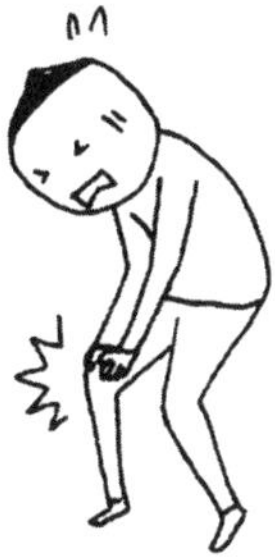

4 ひざ痛発症

たり、あまり歩いていなかったりすると、てきめんに筋力低下が進んでしまうのです。

　そして、内側広筋の筋力が衰えると、ひざの外側に比べて内側が弱くなるため、ひざ関節が徐々に外側へ引っ張られるような格好になってきます。それによって進行するのが『O脚』です。内側を支える力が衰えてきたために、自然にひざが曲がり、足が〝O〟の字状に開いてきてしまうんですね。

　すると、ひざ関節には、どういうことが起こるでしょう。

　そう、ひざ関節が内側に傾いて狭くなり、軟骨や骨同士がぶつかりやすくなってしまうのです。

関節内で大腿骨と脛骨の軟骨同士がぶつかりやすくなれば、当然、磨り減りやすくもなります。また、大きな摩擦力がかかるため、炎症なども起こしやすくなることでしょう。その結果、クッション機能が低下して、変形性ひざ関節症の症状が進みやすくなってしまうわけです。

おわかりいただけましたでしょうか。

整理してまとめてみると、

「長年の運動不足」→「内側広筋の筋力低下」→「Ｏ脚の進行」→「ひざ関節が内側に傾いて狭くなる」→「軟骨同士がぶつかり合いやすくなる」→「変形性ひざ関節症の進行」——ということになりますね。

ひざ痛を訴える人には、この悪化パターンをたどる方が非常にたくさんいらっしゃいます。

このため、O脚が気になっている方や、足の筋力の衰えが気になっている方は、ひざの内側の筋肉を鍛え、早めにひざ痛予防に取り組んだほうがいい。そのケアのノウハウについては、次章でご紹介することにします。

関節の構造

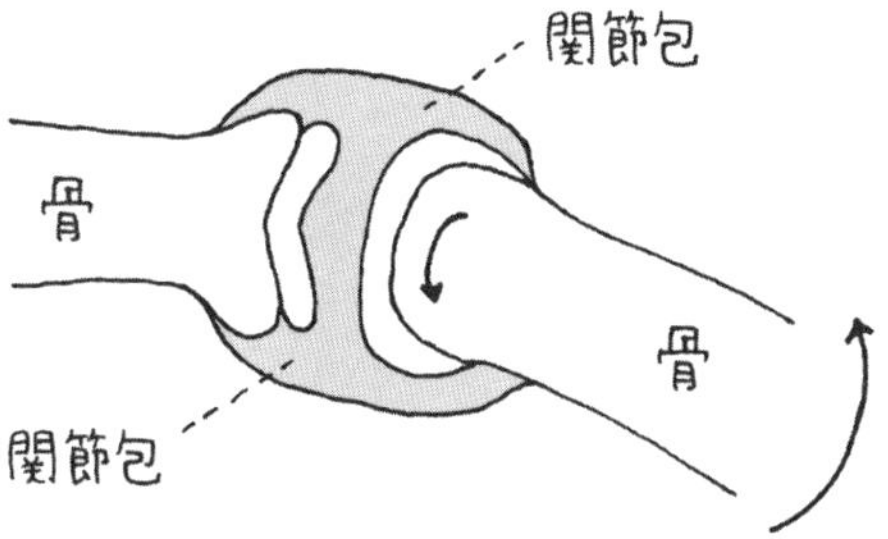

ひざの痛みを消す『関節包内矯正』とは?

さて――

「どうしてひざ痛が起こるか」のアウトラインはおわかりいただけましたね。では、次はいよいよ「どうやってひざ痛を治していくか」について、話を進めていくことにしましょう。

私は、『関節包内矯正』という手技を治療のメインに据えています。

私のほかの著書をお読みいただいた方など、すでにご存じの方もいらっしゃるとは思いますが、まずは、この治療法について簡単に解説しておくことにします。

そもそも、関節は『関節包』という袋におさまっています。袋の内部は透明で粘り気のある潤滑液で満たされていて、この関節包のなかで動くからこそ、関節はすべるようになめらかに動くことができているわけです。

しかし、ふだんはスムーズに動いていても、関節包内で骨や軟骨同士がひっかかってしまうことは、決してめずらしくないのです。悪い姿勢を続けていて、知らず知らずのうちにひっかかってしまうこともありますし、何かの衝撃や力が加わった拍子にひっかかってしまうこともあります。

そして、関節包内でちょっとでもひっかかりができると、関節はとたんにぎこちない動きになったり、しっくりしない動きになったりするのです。また、この〝ひっかかり〟は可動域の大きい関節ほど、違和感や痛みの感覚として自覚されやすい傾向にあります。

ひざ関節がいい例です。ひざ関節は動きが大きいうえに複雑な動きをするため、ちょっとしたことで骨や軟骨の〝ひっかかり〟ができやすいのです。たとえば、歩くたびに、ひざになんとなく違和感を覚えたり、曲げ伸ばしするたびにカックンカックンというような響きを感じたりするのは、小さな〝ひっかかり〟ができている証拠。〝ひっかかり〟は、いつのまにかとれてしまうこともありますが、放置していると、ひっかかったままこすれ合い、軟骨の磨耗や変形が進んでしまうこともあります。それがひざの痛みへとつながっていくわけですね。

つまり——

こういう関節包内の〝ひっかかり〟を手技によってはずし、痛みを解消させるのが関節包内矯正なのです。

簡単にいえば、ぶつかり合っている骨や軟骨同士を引き離して、お互いスムーズに動けるようにするわけです。ひざ痛の場合なら、関節包内でぶつかり合っている大腿骨と脛骨を引き離して、両方の骨が自由に動けるスペースをつくってあげるというわけですね。

先ほど述べたように、関節内の軟骨や半月板は消耗品ですから、一度磨り減ってしまったものを再生させることはできません。しかし、再生・修復はきかなくとも、軟骨同士が接触し合わないポイントを見つけ、そこを広げてあげれば、関節に痛みは起こらないのです。関節の組織そのものは〝修復〟できなくとも、痛まないように関節の動かし方を〝修復〟させることは十分に可能なんですね。

関節包内の動きが〝修復〟されると、痛みはてきめんに消えます。ひざ痛の場合、長年悩まされてきた痛みが、その場でとれてしまうことも少なくありません。実際、当院では、杖《つえ》の忘れ物がたいへん目立ちます。ひざが痛くて杖をついて来院された患者さんが、治療で痛みが消えたために、杖を忘れて帰っていってしまうのです。

また、再発することも滅多にありません。関節包内矯正の治療は、「痛みをとって終わり」ということではなく、痛みを起こさない姿勢や体重のかけ方、歩き方などを患者さんに学んでいただくシステムになっています。

つまり、痛みを引き起こさない体の動かし方のポイントを患者さんに体得していただくわけです。さらに、ひざ痛の場合、痛みを解消させたうえで、足の筋肉をどうやって鍛えるべきかの指導もしています。そして、ふだんの生活で痛まないようになれば、そこで治療終了。このため、痛みが再発したり、ほかの関節に痛みが現われたりということがほとんどないのです。

〝建てつけの悪い雨戸〟をスッと開く

関節包内矯正は、手技によって行ないます。

ひざ関節の場合であれば、ひざを曲げたり伸ばしたり、引き離したり、いろいろな角度を試しながら、「痛みを感じないポイント」を探っていきます。そして、どこに〝ひっかかり〟があるかを見極め、痛くないポイントの位置で『関節腔《かんせつこう》（関節内の骨と骨のすき間）』を押し広げていくのです。

手技といっても、決して痛くはありません。

私ども、関節包内矯正の知識と技術を習得したプロフェッショナルであれば、大きな力をかけずとも、関節包内のトラブルをすみやかに解除することができます。よく引き合いに出すのは、〝建てつけの悪いサッシや雨戸〟です。ああいう引き戸は、力自慢の人が押しても引いても動かないことがめずらしくないですよね。でも、開けるコツを知っている人がやると、力まずともスッと開くもの。関節包内矯正は、そういう感覚と似ています。

はじめて関節包内矯正の治療を受けた患者さんは、たいていびっくりなさいます。まあ、何軒もの病院や治療院を回っても一向によくならなかったしつこい痛みが、治療の苦痛を感じることもなくスーッと消えてしまうわけですから、驚かれるのも無理はありません。

ただし、私どもプロフェッショナルの〝手〟でないと、効果を上げられないのかというと、必ずしもそうではありません。

みなさんがご自身で行なう『簡易版・関節包内矯正』でも、ある程度は効果を上げることが可能です。なお、この『簡易版・関節包内矯正』には、首、腰、ひざなど、さまざまなバージョンがあり、テニスボールさえご用意いただければ、どなたでも簡単に関節をケアすることができます。

なかでも、ひざはセルフケアによる矯正が行ないやすい関節です。ひざは、関節の可動域が大きいために、小さな違和感や痛みでも自覚しやすい。だから、自分で「痛みのないポイント」を探りやすいんですね。

ひざ痛解消のための『簡易版・関節包内矯正』については、次の章でくわしくご紹介しますので、みなさんもぜひ、トライしてみてください。

ひざは動かさないと動かなくなっていってしまう

また、『簡易版・ひざの関節包内矯正』のほかにも、みなさんが自分で実践できるセルフケアはいろいろあります。ひざ痛を解消させるには、こうしたセルフケアがたいへん重要な役割を担うことになるのです。

ここは、少しくわしく述べておきましょう。

変形性ひざ関節症などのひざの痛みを抱える人は、ひざをまっすぐに伸ばせなかったり、深く曲げられなかったりすることが多いもの。専門用語ではこういう状態を『拘縮《こうしゅく》』というのですが、ふだんから十分な曲げ伸ばしをしていないせいで、ひざ関節の組織が癒着《ゆちゃく》して硬くなってしまっているのです。だから、可動範囲が制限されてしまい、「痛くてひざを伸ばせない」「痛くてひざを曲げられない」といった症状が起こるのです。床に腰を下ろしたときに足をまっすぐに伸ばせなかったり、正座ができなくなったりするのもそのせいですね。

この拘縮が進むと、痛むのを嫌がって「できるだけ、ひざを曲げたり伸ばしたりしないようにしよう」とする人が少なくありません。すなわち、なるべく出歩くのを控えたり、なるべく正座をしないようにしたりするわけです。とくにお年を召した患者さんには、こういうマイナス方向の生活パターンへ流れてしまう方が目立ちます。

しかし、これはかえって逆効果なのです。

関節という組織は、動かさずにいると、どんどん動かなくなっていってしまいます。痛いからといって動かさずにいると、関節はより硬直化し、曲がりきらず伸びきらず、可動域をどんどん狭めていってしまうものなのです。

だから、積極的に曲げ伸ばしをして、ひざを動かしたほうがいい。ひざにサポーターをしてでも出歩いたほうがいいし、できる範囲で正座をしようとするほうがいいのです。

たとえば、お風呂のなかでじっくり温まりながら、ひざを曲げ伸ばしすると、深く曲げたりまっすぐ伸ばしたりが、だんだん痛みを感じずにできるようになってくるもの。また、ウォーキングでも、正しい姿勢で歩いていれば、少しずつ長く歩けるようになり、ひざがよく動くようになってくるものです。プールでの水中ウォーキングなら、痛みをあまり感じずに足の筋力をつけることも可能でしょう。

あまり急に無理をしすぎてもいけないのですが、こういったセルフケアを毎日コツコツと行なっていく姿勢が重要なんですね。

いわば、〝関節ケア〟です。

細かいノウハウについては次の章で改めて紹介しますが、ふだんから関節ケアを行なっていれば、ひざの関節は徐々に硬さがとれて、関節腔に広がりができるようになってきます。可動域が広がって、ひざの曲げ伸ばしもスムーズにできるようになってくることでしょう。

もし、ひざの痛みが強い場合は、関節包内矯正を受けて痛みを解消してから、関節ケアに邁進《まいしん》するのもひとつの手です。

とにかく、ひざ痛は、関節を〝広げて〟〝動かして〟治していくのが基本です。じっと痛みをこらえていたり、痛みから逃げ回っていたりといった〝受け身の姿勢〟でいてはいけません。

みなさんも、自分から積極的に攻めのアプローチをし、積極的に動いて、ひざの痛みを克服するようにしてください。

腰が悪ければ、当然ひざも悪くなる

ここまでお読みいただいて、ひざ痛持ちのみなさんは、どうお感じでしょう？　だいぶ、希望の光明が見えてきたのではないでしょうか。

でも、みなさん、安心するのは、まだちょっと早い……。

じつは、ひざ痛の陰には、〝隠れた黒幕〟とでもいうべき、とんでもない大物が潜んでいるのです。

黒幕たる大物――それは腰痛です。

この本の「はじめに」のところでもふれましたが、ひざ痛と腰痛を併発している人はたいへん多いのです。ひざが痛い人で、まったく腰に問題を抱えていない人はほとんどいません。また、腰が痛い人の7～8割は、やはり何らかのひざの問題を抱えています。つまり、腰痛という問題を語らずして、ひざ痛というテーマを語り終えることはできないのです。

腰とひざは連動しています。

たとえば、腰痛持ちの人や腰の状態がよくない人は、前かがみの姿勢をしていることが多いもの。立っているときや歩くときも、猫背のように肩を丸め、体の前のほうに重心をかけているケースが目立つんですね。

すると、自然にひざも曲がってきてしまうのです。前に傾きがちな上半身を支えようとすると、ひざは、下半身の重心を後ろに持っていってバランスをとろうとします。そのためにひざが曲がってくるわけです。そうなると、歩いていても、ひざが十分に伸びきらなくなって、O脚が進みやすくなったり、関節内で軟骨がひっかかりやすくなったりします。そんな状態が続けば、いずれ、ひざ関節が痛みという悲鳴を上げてしまうことでしょう。

また、ひざが痛いために、不自然な歩き方をしていたことが、腰を悪くする原因になることもあります。外反母趾をかばって歩いていたためにひざを痛め、ひざをかばっていたら、今度は腰も痛めてしまった、というようなケースもよく見られますね。

このように、体は全部つながっているんです。

腰にしても、ひざにしても、足首にしても、体の関節はみんな互いに連動し合い、互いに影響を及ぼし合いつつ、体勢のバランスを保っています。共同で体を動かしている関節のうち、一か所の関節に痛みが起これば、そのトラブルロスをカバーするために、ほかの関節も無理な動きや負担を強《し》いられるようになります。関節同士で痛みや負担をカバーし合っているような状態が長く続けば、いつしか体全体に悪い連鎖ができてしまうことになるでしょう。

なかでも、ひざと腰の関節は、切っても切れない緊密な関係にあります。

腰が悪くなれば、〝道連れ〟のようにひざが悪くなってくるのも、ある意味当然なのです。

仙腸関節の機能異常が〝痛みの連鎖〟を招く

ところで、みなさんは〝腰痛の本当の原因〟がどこにあるかおわかりですか？

私のほかの著書をお読みいただいた方はご存じですね。

そう、原因は、骨盤の『仙腸関節《せんちょうかんせつ》』です。

仙腸関節は、骨盤の左右、『腸骨《ちょうこつ》』と『仙骨《せんこつ》』の間にある縦に長い関節です。この

骨盤の構造と仙腸関節の位置

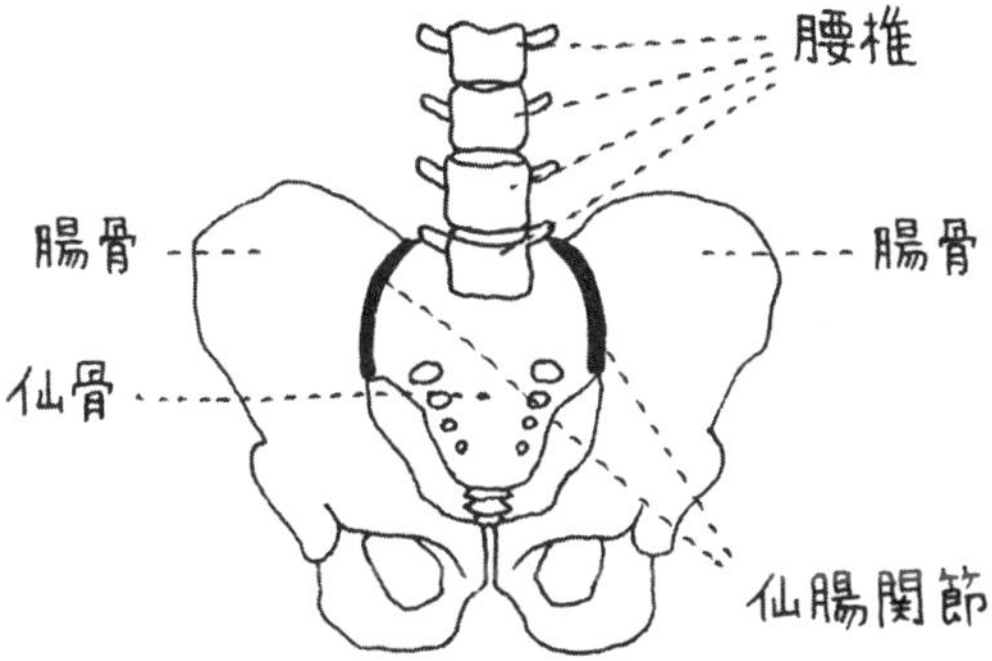

関節は前後左右にほんの数ミリほどしか動きません。ただし、この数ミリ幅の動きがあるかないかは、体にとって大違いなのです。

なぜなら、仙腸関節は、体のクッション機能全体を統括する責任者のような存在だから。数ミリ幅の動きで骨盤をわずかに動かすことによって、体全体の重みや外部からの衝撃を吸収して受け止め、各関節の負担を軽減させるという重要な働きを担っているのです。

つまり、仙腸関節のクッション機能が正常に働いているおかげで、腰やひざなどの関節は、ふだん、あまり大きな負担を感じることなく、いつも通りに働くことができているというわけです。

しかし、この仙腸関節に〝ひっかかり〟が生じ、動きが悪くなったり、動かなくなったりしたら、どうなることでしょう。当然、クッションが働かなくなった分の重みや衝撃が、ほかの関節にのしかかってくることになりますよね。

しわ寄せを受けるのは、首、腰、股関節《こかんせつ》、ひざ、足首などの荷重関節。なかでも、とりわけドッと大きな負担が押し寄せるのが、腰椎《ようつい》とひざの関節なのです。

では、腰椎に負担が押し寄せたとしましょう。

腰椎において、過酷な負担を背負うハメになるのは、椎間板《ついかんばん》や周辺の筋肉です。椎間板も筋肉も、日々、キャパを超えたハードワークが続けば、疲れもたまるし、故障も起こしやすくなります。プレッシャーに椎間板が持ちこたえられなくなれば、椎間板症や椎間板ヘルニアが起こるようになるでしょう。また、腰の筋肉が疲れきってしまえば、ぎっくり腰（急性腰痛）や筋筋膜性腰痛《きんきんまくせいようつう》が起こるようになるでしょう。あまりの負担増に耐えかねて、腰が〝痛み〟という悲鳴を上げはじめるわけですね。

このように、仙腸関節の機能異常こそが、腰痛の引き金なのです。

一般の整形外科では、腰痛の原因を〝腰椎の問題〟だけに帰結させがちですが、それは誤り。腰痛にはさまざまなタイプがありますが、私は、ほとんどの腰痛に仙腸関節のトラブルが関係していると考えています。

仙腸関節トラブルに気づかずに、ひざを悪化させる人も多い

仙腸関節のクッション機能が正常に働かないと、もちろんひざの関節にも多大な負担が押し寄せます。

考えてもみてください。

先にも紹介したように、ひざ関節のクッション部分には、ふつうに歩いているときでさえ、体重の3倍の重みがかかっているわけです。もし、ここに「本当は仙腸関節が受け止めるべき荷重」が加わったら、ひざの関節はいったいどうなってしまうことでしょう。

上からグッと重みがかかってくるわけですから、関節内の骨と骨とのすき間がさらに狭まって、ぶつかったりひっかかったりしやすくなりますよね。摩擦が起こりやすくなりますから、ただでさえ磨り減りがちな半月板や軟骨が、いっそう磨り減って

いってしまうでしょう。

つまり、仙腸関節のクッション機能が落ちると、ひざ関節のクッション機能も著しく低下してしまうんですね。

目下、ひざ痛にお悩みのみなさんのなかにも、仙腸関節の異常から状態を悪化させてしまった方が相当数いらっしゃるはずです。きっと、原因が仙腸関節からきているということに気づかないまま、ひざ痛を悪化させてしまった方もたくさんいらっしゃるのではないでしょうか。

なにせ、仙腸関節にトラブルがある人は大勢いらっしゃいます。わずかな〝ひっかかり〟をも含めたら、ほとんどの人が該当してしまうといってもよく、私は、日本人の8割方は仙腸関節に何らかの問題を抱えているとさえにらんでいます。

そもそも、仙腸関節は〝ひっかかり〟が起こりやすく、そのうえトラブルが起こっても気づきにくいのです。ひざなどの動きが大きい関節なら自分でも「何か調子がおかしいな」とわかるのですが、仙腸関節のような動きの小さな関節は、〝ひっかかり〟が生じてもわかりません。何の違和感もありませんし、ひっかかったまま関節が固まってしまい、何十年も気づかずにいる人もいます。

しかも、仙腸関節に〝ひっかかり〟が生じると、各関節のクッション機能低下以外にも、血流悪化、低体温化、自律神経機能低下など、さまざまなトラブルを生む火種となることが多いのです。おそらく、仙腸関節にトラブルがあるために、知らず知らずのうちに体に不調を抱えている人は、かなりの数にのぼるのではないでしょうか。

『二段構えの関節包内矯正』で99パーセントは完治する！

では、仙腸関節の機能異常はどうすれば解消できるのか。

関節包内矯正であれば、ひっかかった関節をすみやかにはずすことができます。

仙腸関節に関節包内矯正を行なう場合、お尻のまんなかあたりに位置する仙骨を押し込み、関節を動かしながら仙骨の角度調整をしていきます。カギをかけられたかのような〝ひっかかり〟を解除し、仙腸関節のクッション機能を復活させると、ほかの各関節にかかっていた荷重負担が大きく解消されます。

仙骨の角度を調整するのは、姿勢の重心を変えるためです。たとえば、体の前寄りに重心が偏っていたために痛みを訴えていた人なら、仙骨をややずらすことによって、姿勢の重心を後ろ寄りへともってきます。重心をずらせば、腰椎やひざなどの荷重関節に重みがかかるポイントもずれてきます。すると、それまで痛んでいたポイントの〝圧〟がなくなり、痛みが消えたようになくなるのです。荷重バランスが変わることによって、これまで荷重の圧力が集中していた箇所にスペースができ、痛みを逃がせるようになったわけですね。

とにかく、各関節の痛みなどのトラブルは、仙腸関節に関節包内矯正を行なうことによって解消されるケースが非常に多いのです。このため、私が毎日行なっている患者さんへの治療も、仙腸関節に関節包内矯正を行なうことが、いちばんメインの仕事となっています。

腰痛であれば、椎間板ヘルニア、椎間板症、筋筋膜性腰痛、ぎっくり腰（急性腰痛）などはもちろん、腰椎分離症・すべり症や脊柱管狭窄症《せきちゅうかんきょうさくしょう》などの痛みも、これによって解消させることができます。また、ふつうの整形外科などではなかなか治らないような『原因不明の腰痛症』の痛みも、かなりのパーセンテージで解消させることが可能です。

ひざ痛のほうはどうでしょう。

もちろん、変形性ひざ関節症をはじめとしたひざ痛にも、大きな威力を発揮します。なかには、ひざが痛くて来院されたのに、腰の仙腸関節に関節包内矯正を施しただけで痛みが消えてしまう人もいらっしゃいます。

ただ、ひざ痛治療の場合、私はたいてい〝二段構え〟で臨むようにしています。すなわち、『ひざ関節』と『仙腸関節』の両方に関節包内矯正を行なうわけです。

まずは、ひざ関節を動かして、軟骨同士の〝ひっかかり〟を解消し、なめらかに動けるようなスペースをつくる。そのうえで、仙腸関節の〝ひっかかり〟を解消し、体全体の姿勢の重心を調整していくのです。

とくに、ひざ痛の患者さんは、体の前側に重心が偏っていることが多いので、重心の調整は大事な作業です。仙骨を動かして重心を後ろ寄りに変えると、立ったときにかかとにしっかり体重が乗るようになるため、ひざにかかる負担が軽くなるのです。

そして――

こうした『二段構えの関節包内矯正』を行なっていけば、治すことのできない慢性ひざ痛はほとんどありません。

残念ながら、O脚がひどく、人工関節手術をしなくてはならないほどに病状が進んでしまうと、私の手では治療が難しくなります。ただし、そういうケースは慢性のひざ痛全体のわずか約1パーセントほどです。

残り99パーセントは、完治できるといっていいでしょう。

ですから、決してあきらめることはありません。決して年のせいにしてもいけません。

ひざの痛みは必ず消すことができる――。

その揺るがない確信を持って、積極的に治療に臨むようにしてください。

Part

2

ひざ&腰の関節ケアで一生痛むことのない体をつくる!

「動いてくれてあたり前」は、もう卒業しよう

ひざという運動器官は、たいへん精巧でデリケート。動き方ひとつをとっても、非常に複雑な動きをしています。

単に曲がったり伸びたりしているだけと思ったら大間違い。ひざは屈曲するたびに少しだけねじれるような動きをしています。曲げたり伸ばしたりするたびに、関節をわずかに回旋させているのです。

一歩一歩、歩いているときも、私たちのひざは、この複雑な回旋・伸縮運動を行ない続けています。しかも、体重の3倍もの重みを支えながら、黙々と行なっているわけです。

このような精緻《せいち》で見事な働きをするひざを持っているのは、おそらく二足歩行をする人間だけでしょう。もしかすると、ひざ関節という「体重を支えつつ移動できるシステム」を進化させることができたからこそ、人間は直立して歩けるようになりえたのかもしれません。

ところで――

みなさん、ちょっと考えてみてください。

私たちは、このすばらしくよくできた「ひざという関節」が、いつもちゃんと動いてくれていることに対して、もう少し〝ありがたみ〟や〝いたわり〟の気持ちを持ってもいいのではないでしょうか。

それというのも、痛めてから気づく人が多いからです。

歩いているときも、走るときやしゃがむときも、各関節が問題なく動いているときは、私たちは、関節のことを意識しません。あまりにあたり前に動いてくれているので、意識すらしないわけです。意識するのは、痛みなどのトラブルが発生したときだけ。たいていの人は、痛みなどを抱えて思うように動けなくなったときにのみ、「ああ、関節がちゃんと動くって、こんなにも大切なことだったんだなぁ」と、そのありがたみを実感させられるわけです。

でも、だったら、関節を痛めないうちに、ふだんから意識的にケアをするようにすればいい――みなさん、そうは思いませんか？

私は、そう思います。つまり、日頃からもうちょっと、関節に対して〝ありがたみ〟や〝いたわり〟の気持ちを持って接したほうがいいと思うのです。「動いていてあたり前」ではなく、ときには「いつも動いてくれてありがとう」といった気持ちで接してみてはいかがだろうかと思うのです。

この章は、ひざの関節ケアの方法を紹介しながら、「ふだんから関節を大事にしていると、どんなにすばらしいことが待っているか」について、述べていくことにしましょう。

ひざの関節ケアの〝4つの基本〟を押さえよう

ひざ関節を、いつまでもなめらかに動かすために、私は、次の「4つのセルフケア」を基本に据えるといいと考えています。

1　ひざと腰の『簡易版・関節包内矯正』を行なう

2　お風呂で温まりながら、ひざを曲げ伸ばしする

3　前かがみのクセを直し、姿勢をよくする

4 とにかく、小まめによく歩く

このあと、順にご説明いたしますが、いずれもそう難しいことではありません。意識さえしていれば、誰でも習慣にできることです。

これら〝4つの基本ケア〟を毎日守って行なっていれば、どんな方もひざの動きが着実によくなるはずです。

「今、ひざが痛い人」は、これを実践することにより、痛みを大きく軽減させることができるでしょう。また、「今は痛くないけど、ひざが不安な人」は、これを実践することにより、将来ひざ痛に苦しむリスクを回避することができるでしょう。さらに、「今は別段ひざに不安を持っていない」という人も、これを実践することにより、いっそうひざが動くようになり、今後の人生の行動半径を大きく広げることができるでしょう。

ですから、ぜひ実践してください。

とにかく、大切なのは日々の積み重ねです。

ひざの関節は、その繊細な構造ゆえに、痛みや違和感などの不調をキャッチしやすくできています。「ちょっと調子がヘンだよ」「少し疲れがたまってきたよ」といったサインがわかりやすいのです。毎日のケアも、そんな〝ひざの声〟に耳を澄ませば、より行ないやすいのではないでしょうか。

『簡易版・ひざの関節包内矯正』を身につけよう

ひざの調子が少しでも気になるなら、ぜひとも取り入れてほしい習慣。それが、『簡易版・ひざの関節包内矯正』です。

さっそく、その手順をご紹介しましょう。

準備していただくのは、硬式テニスボール1個。

まず、平らな場所に仰向けになり、このテニスボールをひざの裏側に挟みます。そのままボールを押し潰すような要領で、ひざをギューッと曲げていくのです。両手で足を抱え込むようにしながら徐々に力を入れていってみてください。そして、ひざを曲げていって〝イタ気持ちいい〟と感じるくらいのところにきたら、そこで30秒間キープします。これでおしまいです。

簡易版・ひざの関節包内矯正

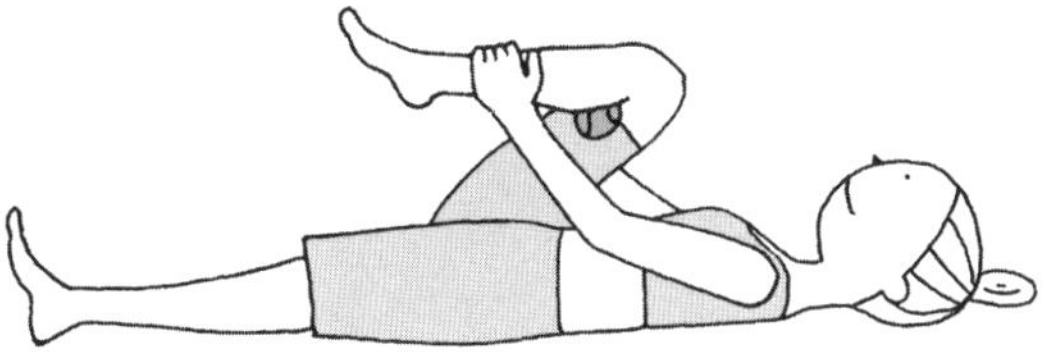

平らな場所に仰向けになり、テニスボールをひざの裏側に挟む。ボールを押し潰すようにひざを曲げ、両手で足を抱え込むようにしながら力を入れていき、「イタ気持ちいい」と感じるところで30秒キープする。

これを左右1回ずつ行ないます。じつに簡単でしょう。ただ、たくさんやりすぎると関節の負担となることもあるので、1日3回までにしてください。起床後と就寝前に行なうなど、朝晩の習慣にしてしまうといいでしょう。

この『簡易版・ひざの関節包内矯正』は、いわば、ひざ関節を広げるエクササイズです。そもそも、変形性ひざ関節症をはじめとしたひざの痛みは、軟骨と軟骨がぶつかるくらいに関節が狭くなってしまったために起こる現象です。それなら、関節腔と呼ばれる「骨と骨のすき間のスペース」を広げていけばいい。この簡易矯正は、そのための格好のエクササイズとなるわけですね。

また、固まっていた関節組織をやわらかくするため、ひざの動きをよくする効果も期待できます。さらに、ひざ関節のバランスの歪《ゆが》みも矯正されるため、O脚やX脚の改善にもつながるはずです。

なお、ひざを曲げる際に痛みを感じる方は、なるべくお風呂上がりに行なうといいでしょう。お風呂でよく温まったあとであれば、関節も硬さがとれているため、痛みも感じにくくなります。

軽度のひざの痛みであれば、この『簡易版・関節包内矯正』で解消させることも十分に可能です。また、これを行なうことにより、将来、ひざ関節の痛みに見舞われるリスクもグッと少なくなることでしょう。

みなさんも、毎日の生活の一部にしてしまうつもりで習慣化してみてください。

『簡易版・腰の関節包内矯正』にもトライしよう

次に、『簡易版・腰の関節包内矯正』をご紹介します。

こちらは、骨盤の仙腸関節をゆるめるためのエクササイズです。

前の章で述べたように、仙腸関節は体のクッション役となる重要関節で、ひざをはじめとした各関節の働きに大きな影響を与えています。この簡易矯正は、ひざ痛や腰痛はもちろん、すべての荷重関節をすこやかに保つためにも、習慣として身につけていただきたいエクササイズなのです。

『簡易版・腰の関節包内矯正』では、用意していただく硬式テニスボールは2個。この2個のボールを動かないようにガムテープなどで固定すれば、準備完了です。

まず、フローリングや畳などの硬い床の上に腰を下ろし、くっつけた2個のテニスボールをお尻の仙腸関節の位置にあてがいます。そして、そのまま床の上に仰向けに寝そべるのです。腰と床の間にボールが挟まり、体の重みで仙腸関節が刺激されるような格好になるわけですね。この姿勢を1〜3分、心身をリラックスさせながら続ければ、それで終了です。

おそらく、やってみると、〝イタ気持ちいい〟ほどの刺激を感じるはず。ただ、気持ちいいからといって、やりすぎてはいけません。1回のエクササイズは長くても3分まで、1日に行なう回数は3回までとしてください。やはり、朝の起床後と夜の就

簡易版・腰の関節包内矯正

1

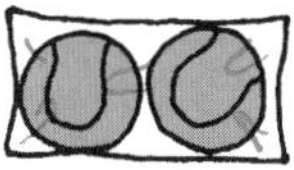

硬式テニスボール2個
をぴったりくっつけて、
ガムテープで固定する。

2

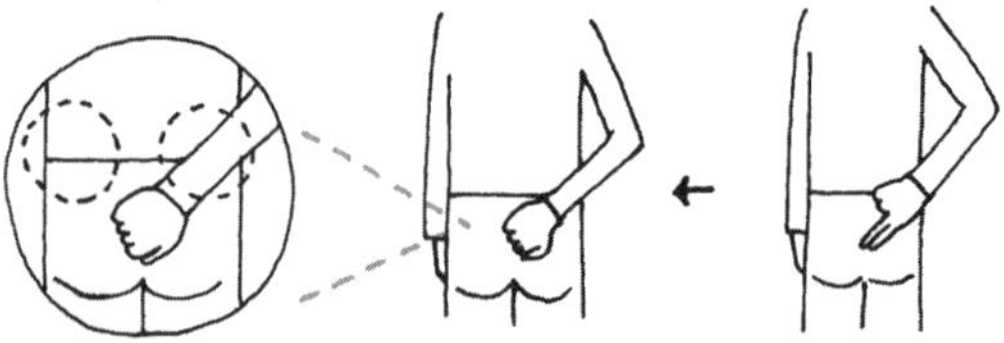

仙腸関節の位置を探す。まず、指先で尾骨の位置を探り、握りこぶしをあてがう。こぶしを「逆三角形」の下の角として、上の2か所の角に当たるところが仙腸関節。

寝前に行なうのが、もっとも習慣化しやすいのではないでしょうか。

それと、いくつか注意点があります。

ふとんやベッドの上では十分な効果を上げられないので、必ず「硬くて平らな床」の上で行なうようにしてください。枕もしてはいけません。また、仙腸関節の位置を間違わないようにしましょう。

仙腸関節の位置は、わりとお尻の上のほうです。お尻の割れ目の線を指でまっすぐ上にたどると尾骨があります。その尾骨の位置を「逆さにした正三角形」の下の角として、上の2か所の角にあたるところが仙腸関節の位置です。

とにかく、この『簡易版・腰の関節包

3

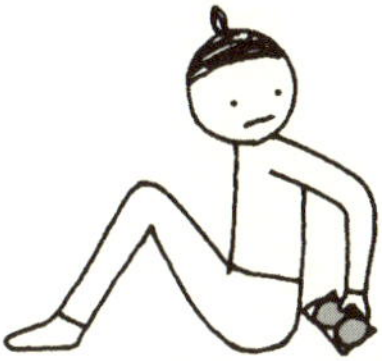

畳やフローリングなど、平らで硬い床に座り、仙腸関節の位置にボールをあてがう。

4

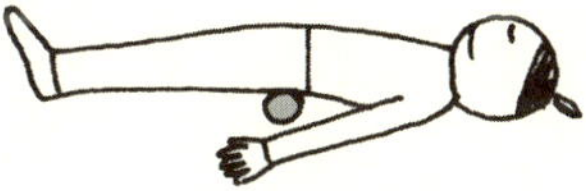

テニスボールの位置がずれないよう注意しながら、仰向けに。枕はせず、リラックスして1〜3分間この姿勢をキープ。

内矯正』を行なっていれば、仙腸関節をほどよくゆるめることができます。関節の〝ひっかかり〟からくるクッション機能の低下を未然に防ぐことができるわけですね。軽い腰痛なら、これで治ってしまうことも少なくありません。

それに、仙腸関節は下半身の健康のカギとなる関節ですから、足腰の冷えやむくみ、血行改善など、さまざまなプラスアルファの効果も期待できます。毎日続けていれば、だんだん足腰が軽くなったように感じられてくるはずです。

ですから、どうせならば、この『簡易版・腰の関節包内矯正』と、先の『簡易版・ひざの関節包内矯正』を、毎日セットで行なうように習慣づけてしまうといいでしょう。

両方併せて行なっても、5分もかかりません。テニスボールは「腰用のつなげた2個」と、「ひざ用の1個」を合わせ、都合3個、用意しておくといいでしょうね。

お風呂での『ひざ曲げ伸ばし体操』を毎日習慣にしよう

関節という運動器官は、冷えると動きが悪くなり、温まると動きがよくなります。

ですから、なるべく温めて〝使用〟するのが基本。

よく温めながら動かすと、関節の硬さがほぐれ、関節や周辺筋肉への血行もよくなってきます。そのため、より痛みを感じずに、よりスムーズな動作ができるのです。

そして、毎日の生活で、気軽に体を温められる場所といえば――

そう、お風呂です。

ぜひ、みなさん、お風呂のお湯に浸《つ》かりながら行なう『ひざ曲げ伸ばし体操』にトライしてみてください。

お風呂で行なう『ひざ曲げ伸ばし体操』

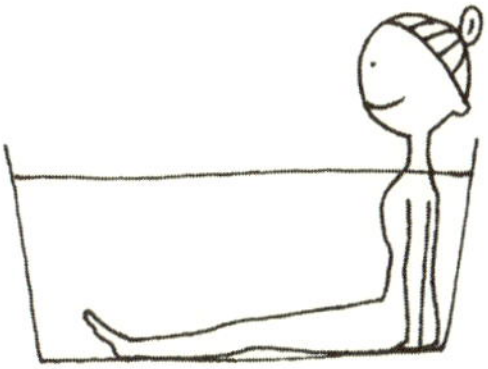

1 お尻を浴槽の底につけ、ひざをまっすぐに伸ばす。

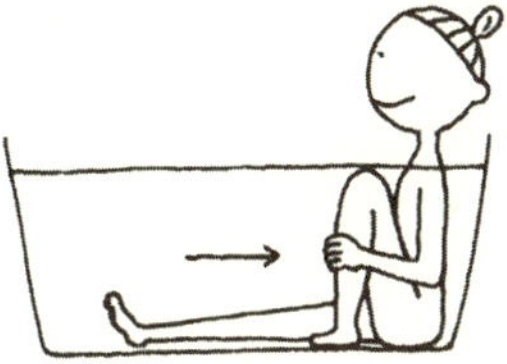

2 十分に伸びきったらひざを曲げ、手でひざを抱えながらかかとがお尻につくくらいまで十分に曲げる。**1**と**2**をくり返す。

お風呂のお湯は、39度くらいの、ちょっとぬるめに設定するのがベスト。42度以上の熱いお湯だと、ひざなどの炎症が悪化してしまうこともあるので注意してください。まずはゆっくりお湯に浸かってリラックス。全身を芯から温めましょう。

　そして、体がよく温まってきたと感じたら、『ひざ曲げ伸ばし体操』の開始です。この体操には、次のふたつのバージョンがあります。

①曲げ伸ばしバージョン

　これは、浴槽内でひざをくり返し曲げ伸ばしする体操。お尻を浴槽の底につけ、ひざをまっすぐに伸ばしていきます。十分に伸びきったと思ったら、今度はひざを曲げ、手でひざを抱えるようにしながら、かかとがお尻につくくらいまで十分に曲げきる。これを何度もくり返すのです。片方ずつやっても、両足一度にやってもいいでしょう。あるいは、「右、左、両方」というように順に行なっても構いません。

②正座バージョン

こちらは、浴槽内で正座をする体操。ひざ痛持ちの人には、正座をするのがつらい方が少なくありません。でも、よく体を温めたあとであれば、いつもよりひざが曲がってくれるもの。しかも、水中では、体重は3分の1になるため、ひざに負担をかけずに座ることができるのです。30秒正座をしたら、一度足を崩し、また30秒正座をするというように、数回くり返して行なうといいでしょう。

なお、足を伸ばせるように縦長に設計されている浴槽であれば、①②両方とも行なえますが、箱状の狭い浴槽だと、十分に足を伸ばせないため、①の曲げ伸ばしバージョンはできないかもしれませんね。その際は、できる範囲で曲げ伸ばしをするだけでもOKです。また、十分に温まったあと、洗い場で①の曲げ伸ばしバージョンを行なうのもいいでしょう。ただし、湯冷めや転倒には十分注意をするようにしてください。

とにかく、このお風呂での『ひざ曲げ伸ばし体操』はたいへん効果的です。最初のうちは多少痛くても、ずっと続けていれば、少しずつひざ関節の可動域が大きくなり、曲げるのも伸ばすのもラクにできるようになるはずです。私の元にいらっしゃる患者さんでも、この体操を行なうようになってから、「ひざがラクに伸ばせるようになった」「正座ができるようになった」とよろこんでいる方がたくさんいらっしゃいます。

しかも、お風呂なら、ほとんど毎日のように入るので、習慣として続きやすいというメリットもあります。私は、ひざをスムーズに動かすための体操としては、水中ウォーキングなどをわざわざはじめるよりも、こちらのほうがずっと効果的だと思っています。

ただ、あまりに体操に一生懸命になりすぎて、のぼせないようご注意を。お風呂の湯に浸かる時間は10〜15分程度にし、その範囲のなかで効率よく『ひざ曲げ伸ばし体操』を行なうようにするといいでしょう。

「前かがみの姿勢」を正すだけで、ひざの負担は大きく減る

みなさんは正しい姿勢がとれているでしょうか。

正しい姿勢。それは、まっすぐ立ったときに、ピシッと首や背筋が伸びて、体の中心線からやや後ろに重心がかかり、その体の重みが足のかかとに乗るような姿勢です。このとき、ひざはしっかりと伸びた状態になります。

試しに、壁に背を向けて立ち「気をつけの姿勢」をとってみてください。そのときに、『後頭部』『肩甲骨』『お尻』の3点が自然に壁につくならば、正しい姿勢がとれているといっていいでしょう。こういう正しい姿勢こそが、もっともひざに荷重負担をかけない姿勢なのです。

一方、ひざに負担をかけやすい姿勢。

こちらは、体の前側に重心が偏っている姿勢です。体の前寄りに重心があると、首が前へ傾いてしまっていたり、背中が丸まってしまっていたりします。まっすぐ立っているつもりでも、無意識のうちに前かがみや猫背になってしまうんですね。こうな

正しい姿勢と悪い姿勢

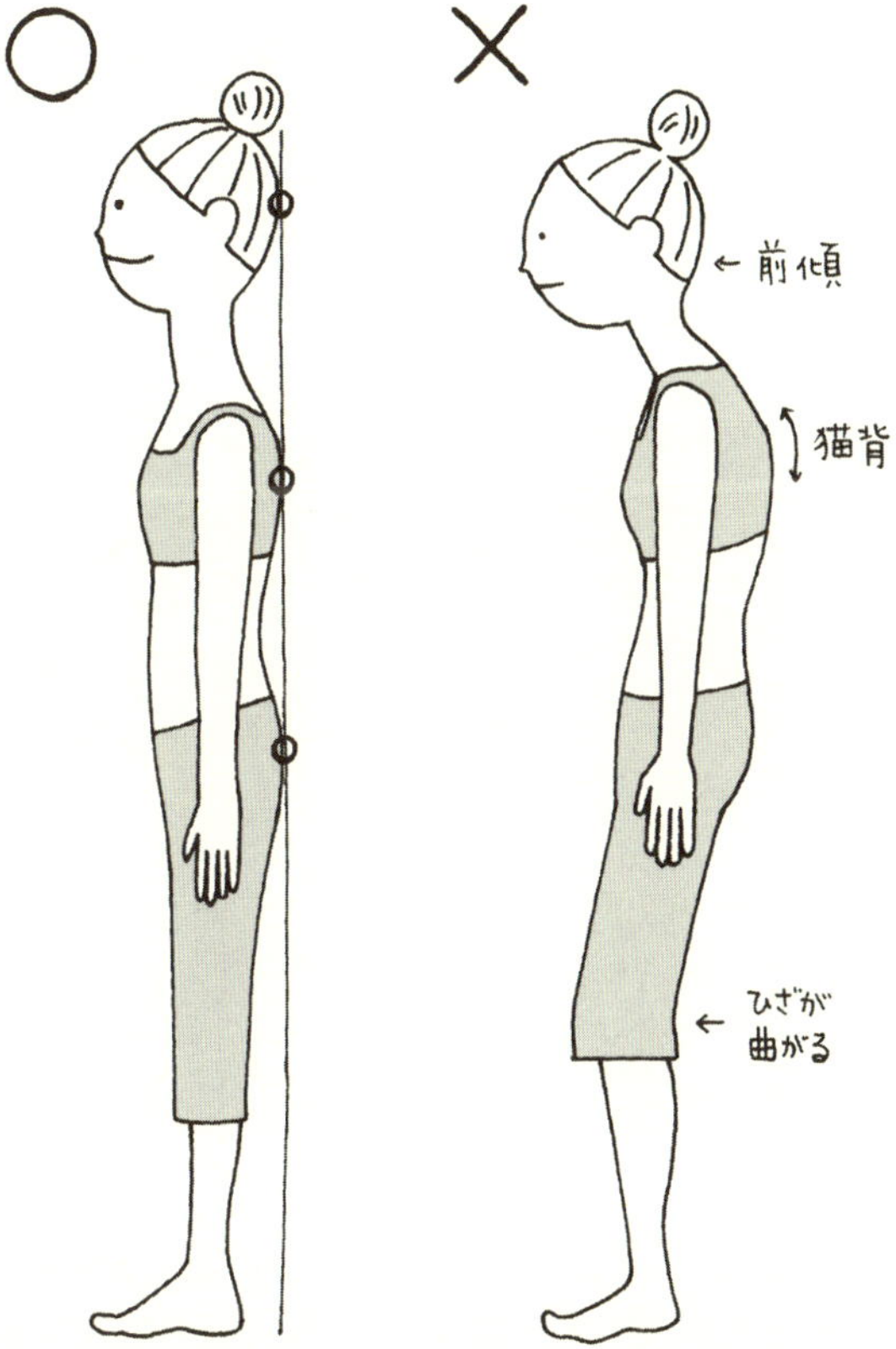

「後頭部」「肩甲骨」「お尻」の3か所が自然に壁につくのが理想的。

ると、体がバランスをとろうとして、自然にひざが曲がり、体の重みが足のつま先寄りにかかるようになります。

こうした姿勢がもっともひざに荷重負担をかけやすいのです。ふだんからひざが曲がった状態で上からの体重を受け止めているため、より負担が重くのしかかってしまうわけですね。また、ひざが伸びきっていないために、関節の可動域が小さくなりやすく、関節包内での〝ひっかかり〟などのトラブルも起こしやすくなります。しかも、腰も痛めやすい。前かがみは、ひざと腰、両方の荷重関節にダメージを与えやすい姿勢なのです。

いかがでしょう。みなさんのなかにも、知らず知らず前かがみや猫背になっている人が少なくないのではないでしょうか。

たとえば、日頃、パソコン作業などのデスクワーク中心の仕事をされている方は要注意。長時間机に向かって前かがみで作業をしているために、立ったときや歩くときにも、背を丸めるクセがついてしまっていることが少なくありません。

また、ふだんからうつむきがちの方、頸椎《けいつい》にストレートネックを指摘されている方も要注意です。人体のなかでも頭は重く、首を前方へ出すクセがついていると、荷重の重心バランスが崩れてしまうのです。そうすると、やはり、前かがみになってしまうことが多く、首、腰、ひざを痛めているケースが目立ちます。

いずれにしても、思い当たる方は、首、背筋、ひざをいつもピンとまっすぐに伸ばして行動するように心がけることです。

ひとつアドバイスをするならば、立っているときも、座っているときも、歩いているときも、自分が〝1本の棒〟になったようなつもりで、行動してみるのはいかがでしょうか。

なお、これには〝暗示作戦〟が有効です。「自分は棒だ」「自分は棒だ」と、くり返し暗示をかけるように〝意識づけ〟をすると、案外早く正しい姿勢が身についてくるもの。ぜひみなさんも、だまされたつもりでトライしてみてはいかがでしょう。

ひざの運動は「とにかくよく歩く」のがいちばん

〝4つの基本〟の最後は、「よく歩くこと」です。

前の章でもご説明したように、変形性ひざ関節症をはじめ、ひざ痛の大きな原因となるのは、運動不足。大腿四頭筋などの筋肉を衰えさせてしまったために、関節内のバランスが不均衡になり、トラブルの発生しやすい状況へと進んでしまうわけです。

では、運動不足をどうやって解消させるのがいいのか。

それは、やはり歩くのがいちばん。

「よく歩くこと」こそが、もっとも簡単で、もっとも効果的な、最良のひざ痛予防法なのです。

とはいえ、何もいきなり「1日40分以上歩く」とか「1万歩以上歩く」といったハイレベルなウォーキングをはじめる必要はありません。

それよりも、日常生活のなかで時間を見つけては、小まめに歩くことを目指してください。ふだんから、車やバス、自転車などの移動手段にお世話になりっぱなしになるのではなく、できる限り、自分の2本の足を動かして行動してみるのです。例を挙げるなら、「近所の商店街へ歩いて買い物に行く」「取引先の会社まで歩いて行ってみる」「会社からの帰途、駅から家まで歩いてみる」といったところでしょうか。近頃は、ほんの100メートルくらいの移動でも、車や自転車を使う人が増えていますから、こういうふうに歩いている人はわりに少ないのではないでしょうか。

小まめに歩くには、〝意識づけ〟がとても大切です。

たとえば、どこかへ行く必要ができたなら、移動手段の第一選択肢として「歩くこと」を念頭に思い浮かべるようにしてみてください。移動目的地が近くても遠くても、とりあえず選択肢のひとつに入れて考えることが大事です。また、どこにも行く必要がないときにも、暇なのであれば、「歩く」という行動をとってみるのです。何の気なしにぶらぶらと散歩をするだけでも、部屋にこもっているよりはいいではありませんか。

そういうふうに、ふだんから「なるべく歩く」を意識づけておくと、事あるごとにちょこまかと歩く機会が増え、結果的に日頃の運動不足が解消されてきます。そして、その習慣が大腿四頭筋など太ももの筋肉の衰えをストップさせることへとつながっていくのです。

なにしろ、現代人は歩かなさすぎ。今はインターネットで何でも欲しい物が買えたり、人と会わなくてもメールで用が済んでしまったりと、わざわざ足を運ばなくとも代わりに機械や先端技術がやってくれる時代です。たしかに便利になったのはすばらしいことなのですが、便利さに甘えてばかりいては、足の筋肉は衰えていくだけなのです。

一日中パソコンの前に座りっぱなしでいるとか、歩いて5〜6分のスーパーに車で行くとか、歩いて10分の取引先まで車で行くとか、そういう生活があたり前になってしまってはいけません。

足を使わずに済む便利な時代だからこそ、自分から積極的に歩くようにしなければならない。自分でしっかり〝意識づけ〟をして、率先して「歩くクセ」を身につけなければならないのです。

それに、歩くとひざが痛いという方も、「痛いから歩かない」という姿勢でいては、足の筋力低下は進んでしまう一方です。正しい姿勢や正しい歩き方をしていれば、それほど痛まないはずですし、ひざにサポーターや包帯を巻くだけでも痛みの程度がかなり違ってくるはず。そういう工夫をしながら、できるだけ歩く機会を増やしていくようにしてください。

もっとも、あまりはりきりすぎるのも考えもの。ひざが痛いのにもかかわらず何十分も歩き続けると、かえって関節の状態を悪化させてしまうこともあります。そのあたりは、自分の〝ひざの声〟にしっかり耳を傾けて、無理は避けるようにしてください。

ひざはじっくり慣らしながら、使っていくことが大切。最初は短い距離からはじめ、慣れてきたら、少しずつ歩く距離や時間を延ばしていくようにするといいでしょう。

とにかく、ひざに問題を抱える人にとって「よく歩くこと」は、何にも優《まさ》る最高のトレーニングであり、究極のリハビリテーションなのです。

なお、歩き方の工夫やコツなどについては、第5章でご紹介することにします。また、歩く以外にも、いろいろなおすすめの運動や体操がありますが、これについても第5章でまとめてご紹介することにしましょう。

下半身の関節は〝若さ〟のポイント

さて――

ここまで、ひざ関節の〝4つの基本ケア〟について解説してきました。

これからは、関節ケアを日頃から実践していると、どんなすばらしい効果がもたらされるかについてお話ししていくことにしましょう。

ひざ関節や仙腸関節は、いわば、下半身の〝要《かなめ》〟となる関節です。これらの要衝の関節の状態がよくなると、単に体の動きがスムーズになるというだけにとどまらず、健康面や美容面などにおいてもさまざまなプラスアルファの効果がもたらされるようになります。

たとえば、私が常々治療をしていて感じていることなのですが、ひざや腰などの痛みが消えて、下半身の関節がなめらかに動くようになると、その方は10歳くらい若返って見えるようになります。

そもそも、ひざや腰の関節の具合がいいかどうかは、その人の見た目の印象にとても大きく影響するものなんですね。

ちょっと想像してみてください。ひざや腰が痛いと、どうしても立ち上がるときなどに痛みのため、「よっこいしょ」「どっこらしょ」といった感じになってしまいますよね。あの様子は、かなり〝年寄りっぽい〟印象として映りませんか？ もし、ひざを痛めている30代、40代の人が、何気なくそういう動作をしたら、20歳も30歳も年齢が上のように見られてしまうかもしれません。

動作に時間がかかったり、まごついていたりすると、傍目《はため》には、瞬時の判断で「あ、かなり年をとっているんだな」と受け取られがちなのですね。とりわけ、ひざ痛持ちの人は「最初の一歩」や「立ち上がりの一歩」を踏み出すときの痛みがいちばんつらいもの（専門的にはこれを『スタートペイン』といいます）。そのため、ひざの状態が悪いと、実際は若い年齢であろうとも、かなり老けて見られてしまうことが多いのです。

しかし、治療やケアによってひざの痛みがすっきりとれて、足腰がスムーズに動くようになったらどうなることでしょう。

きっと、立ち上がりや歩きはじめでもスッと足や腰が動くようになって、きびきびとした美しい動作がとれるようになるでしょうね。ひざや腰の痛みに悩まされていた頃と比べたら、おそらく、見違えるように若い印象を与えることになるのではないでしょうか。

ですから、私が「10歳くらい若返る」というのも決して大げさではないのです。

それに、見た目が若くなるだけではありません。

下半身の関節がよく回るようになると、ほかにもいろいろなことがうまく回りはじめます。では、どんなことがうまくいくようになるのか、かいつまんでご紹介することにしましょう。

O脚が改善し、足がスラッとやせてキレイになる

変形性ひざ関節症が「足の筋力低下からくるO脚の進行」によって悪化することについては前の章で述べました。ですから、変形性ひざ関節症を治すことは、O脚を治すこととイコールであるといっていいのです。

では、関節包内矯正や関節ケアによって、ひざの痛みが消え、O脚が改善されると、どうなるか。

そう、Oの字形をしていた足がまっすぐに伸びるため、長くスラリと見えるようになるのです。また、ひざ関節の動きや重心のかけ方のバランスがよくなるため、歩くときにも、スッ、スッと小気味よくキレイに足が出るようになってきます。女性は美しくしなやかに、男性は颯爽《さっそう》として自信に満ちた歩き方が身につくようになることでしょう。

それに――

何を隠そう、足がほっそりと引き締まってくるのです。すなわち、〝足やせ〟です。

なぜ、やせるのかについても説明しておきましょう。

関節包内矯正を行なって、ひざ関節のバランスを矯正すると、それまであまり使われていなかった筋肉がさかんに使われるようになります。とりわけ、大腿四頭筋の内側広筋など、筋力低下気味だった筋肉がよく使われるようになるわけですね。すると、そうした足の筋肉のエネルギー産出率が上昇し、代謝がアップするのです。そして、代謝がアップすれば、脂肪燃焼率が高まり、足についた余分な体脂肪がよく燃えるようになる。

これによって、〝足やせ〟が実現するわけです。

女性のみなさんのなかには、O脚を気にされたり、足の太さを気にされたりしている方も多いことでしょう。私の患者さんのなかにも、「ひざを治したら自分の足に自信がついてきて、ミニスカートが穿けるようになった」とよろこんでいる方がいらっしゃいます。

ひざをきちんと治すということは、足本来の美しさを取り戻す作業でもあるのです。

下半身の冷え、むくみなどの悩みが解消する

私の元に来る患者さんには、足先の冷えに悩む方がたくさんいらっしゃいます。また、足やお尻などの下半身が全体的に冷えるという方も多い。おそらく、腰痛やひざ痛を訴えている女性は、ほとんどの方が冷えに悩んでいるといってもいいのではないでしょうか。

なぜ、冷えてしまうのか。

それは、仙腸関節が閉じているからです。

じつは仙腸関節付近には、上半身と下半身をつなぐたくさんの血管が密集しています。しかも、仙腸関節は正常の状態であれば、歩いたり走ったりするたびにわずかに動いていて、動くたびごとに血管に圧をかけ、上半身から送られてきた血液を下半身へと押し出しているのです。つまり、仙腸関節が下半身へ血液を送るポンプのような役割を果たしているわけですね。

ところが、〝ひっかかり〟などによって仙腸関節が閉じてしまうと、ポンプ機能が働かなくなることに。すると、まるでダムで堰《せ》き止められたように、下半身の血行が滞ってしまいます。それで、末梢《まつしょう》の血液循環が悪くなり、足先などが冷えてしまうわけです。

このため、関節包内矯正によって仙腸関節を開くと、一気に下半身の血行が回復し、冷え症状が解消するのです。それこそ、ダムが全面開放されたかのように、いきおいよくいっせいに血液が回りはじめるわけですから、その効果はてきめんです。たいていの患者さんは、関節包内矯正を行なっている治療中から「なんだか、体がポカポカしてきた」とおっしゃいます。なかには、急に汗が噴き出して、服がびっしょりになるような患者さんもいるくらいです。

なお、仙腸関節が開いて血の巡りがよくなると、常日頃の体温が確実にアップしてきます。最近は低体温の人が増えているようですが、体温が上昇すると、体の動きが活発になり、内臓の動きや働きもよくなってきます。

そして、じつにさまざまな健康効果がもたらされるようになるのです。

たとえば、女性の患者さんからは、生理痛や生理不順の悩みが解消されたという話をよく聞きます。また、「胃腸の調子がよくなった」「便秘が解消した」という声もよく耳にします。いずれの場合も「仙腸関節の異常解消↓腹部・下半身の血流アップ&体温上昇↓内臓機能の向上」という好循環サイクルが働いた結果、体に現われる効果なのだと思います。

さらに、足のむくみも解消されます。

仙腸関節やひざ関節の動きがよくなると、リンパの流れもよくなってきます。それによって、余計な水分や老廃物を排出する働きが高まり、むくみがとれるのです。

どうです?

下半身の健康に対し、いかに仙腸関節やひざ関節が重要な役割を果たしているかがおわかりいただけたのではないでしょうか。これらの関節がなめらかに動くようになると、単に〝外側からの見た目〟だけではなく、〝体を内側から若返らせてくれる力〟が生まれてくるわけです。

ロコモティブ・シンドロームを知っていますか?

ところで――

みなさんは『ロコモティブ・シンドローム』という言葉を聞いたことがあるでしょうか。

「ロコモティブ」とは、英語で「運動の」という意。関節、筋肉、骨などの運動器を表わす言葉です。だから、ロコモティブ・シンドロームを直訳すれば『運動器症候群』。最近は縮めて「ロコモ」と呼ばれることも多くなってきています。

このロコモ、簡単にいえば、関節や骨、筋肉などに痛みなどのトラブルを抱えているために、生活に支障をきたしやすい状態のことを指します。なお、そういった状態は、将来、寝たきりや要介護となるリスクが高いことから、「寝たきり予備軍」といった意味合いでも受け取られています。

東大の研究チームが発表した調査によれば、今、日本にはロコモに該当する人が40歳以上で推定4700万人もいるそうです。つまり、国民のうちおよそ3人にひとり。しかも、推定人口4700万人のうち、過半数の人が、自分の運動器が「将来、寝たきりになるかもしれない」危険な状態にあることを、あまり深刻に自覚していないのだといいます。

きっと、みなさんのなかにも〝他人事〟では済ませられない方が少なくないのではないでしょうか。

なにしろ、現代の超高齢化社会では、70代、80代まで生きるのがあたり前になってきています。その昔は「人生50年」といわれましたが、今では50代、60代くらいは、人生の半ば《なか》過ぎ。気持ちのうえでは「まだまだ若いし、まだまだいけるよ」と思っている人も少なくありません。しかし、その気持ちとは裏腹に、運動器のほうには痛みや不調を訴えている人が多いのです。つまり、頭では若いと思っていても、体はすでにロコモに片足を突っ込んでしまっている。長寿化に足腰の健康がついていけなくなってきているわけですね。

そして——

「自覚はなくとも、ロコモの危険にさらされている人」に、とりわけ多い運動器症状が、ひざ痛と腰痛なのです。ひざや腰の症状が悪化してしまえば、歩くのに支障が出て、寝たきりになってしまうケースも少なくありません。まさに「寝たきり予備軍」。もしかしたら、みなさんの後ろにも、そういう脅威の影がじりじりと迫ってきているかもしれません。

でも、心配には及びません。

これまで述べてきたように、ひざや腰をしっかり治療し、積極的に関節ケアを行なっていけば大丈夫。ふだんから関節をスムーズに動かしていれば、みなさんにロコモの脅威が忍び寄ってくることはないでしょう。

そう、日頃から関節を大切に管理して暮らしていけば、心配はいらないのです。ひざや腰の関節をちゃんとケアしながら人生を送っていけば、ロコモなど寄せつけることのない「一生痛まない関節」をつくることだって可能なのです。

「ライフ・イズ・ムービング」という考え方

関節の働きは、機械の歯車に似ています。

機械のなかでは、たくさんの大小の歯車がかみ合って、ひとつひとつの役割を果たしていますよね。人体においても、関節というたくさんの歯車がかみ合って、連携しながら働いています。

しかし、どれかひとつの歯車がサビついたり動かなくなったりすれば、その狂いの影響は歯車から歯車へと次々に及んでいきます。そして、たちまち全体の機能がおかしくなり、何も手を打たずに放置していれば、いずれ音を立てて崩れていってしまうものなのです。

ひざと腰の関節は、人体のなかでも最重要の歯車です。

二足歩行で行動する人間にとって、これらの歯車をサビつかせることは、行動を大きく制限してしまうことに直結します。サビついて動かなくなってしまえば、たちまち歩行困難などの大事に発展してしまうのです。

つまり、ひざや腰の歯車をサビつかせてしまうと、体全体が動かなくなってしまうこともあるというわけですね。

ところで、私の好きな西洋の格言に、「ライフ・イズ・ムービング」という言葉があります。日本語に訳すなら、「動けてこその人生だ」というところでしょう。まあ、何事も動いてみないことにははじまらないわけですから、「人生は動いてこそ開けてくる」「歩き回ってこそ、本物の人生が得られる」というようなニュアンスが込められているのかもしれません。

これは個人的な解釈なのですが、私は、この「ライフ・イズ・ムービング＝動けてこその人生だ」という言葉を「関節が動いてこその人生だ」というような意で受け取っています。

なぜなら、ひざや腰の関節がいうことを聞いてくれなければ、人は満足に動けません。これらの関節がなめらかに動いてくれてこそ、人は歩き回ることができ、人生を開いていくことができるのです。そして、自分の本物の人生を築いていくことができるのです。

すなわち――

関節という歯車がなめらかに動きだせば、人生もなめらかに動きだす。

私は、長年、たくさんの方々の関節に触れ、たくさんの方々の人生に触れてきて、そのように確信しているのです。

関節が回れば、人生もうまく回りだす

「自分の2本の足でちゃんと歩ける」ということは、誰もがあたり前のように考えているけれど、じつにすばらしいことです。

私は日々、患者さん方の治療をしていて、それを実感しています。ひざや腰の痛みがとれ、ちゃんと歩けるようになったみなさんの表情の輝きは、温かくて、まぶしいくらいに晴れやかで、ほんとうに筆舌につくしがたいものがあります。

それに、みなさん痛みがとれて、関節がスムーズに回りだすと、人生もうまく回りだすのです。

たとえば——

「ひざや腰の痛みが消えたおかげで、営業の仕事の成績が上がったという方」

「ひざが治ってから、仕事での行動力のよさが認められ、海外支店の支店長に抜擢《ばってき》された方」

「足腰が動くようになって、好きな山登りを再開することができた方」

「杖をつかずに歩けるようになり、お孫さんと一緒に出かける散歩が楽しみになったという方」

「ひざや腰を治してから、外見的にも内面的にも若返り、とうとう再婚して、人生を再出発された方」

みなさん、自分の2本の足で歩き、自分の世界を広げ、自分の人生をいっそう輝かせるのに成功していらっしゃいます。

足腰が動けば、行動範囲も広がります。人とのつき合いの輪も広がるでしょうし、出会いやチャンスに巡り合う機会も増えるでしょう。「ライフ・イズ・ムービング」ではありませんが、さかんに動き回り、歩き回ることによって自分の人生を切り拓《ひら》くことができたのだと思います。

「関節がなめらかに動く」ということは、もしかすると、私が思っている以上に人間に多くのものを与えてくれるのかもしれません。

ですから——

読者のみなさんも、ぜひ関節の不安を取り除き、大いに歩き回り、大いに世界を広げてください。

ロコモなどに脅かされている場合ではありません。ちょっとでも気になることがあるなら、早く治療をし、今日からケアをはじめてください。

それをするかしないかで、みなさんの未来は大きく変わることでしょう。

何十年も先、ずっと先の未来まで、ひざや腰がなめらかに動いてくれるかどうか。

それは、これからみなさんが関節に対してどう接していくかにかかっています。それによってみなさんの人生の行方《ゆくえ》が左右されるのです。

年々少しずつ世界を狭め、寝たきりへと近づいていくか、それとも、一歩一歩世界を広げ、人生を切り拓いていくか。

どちらの道を選ぶか。無論、選択の余地はありませんね。

みなさん、ぜひ、痛み知らずの「一生サビつかない関節」をつくっていこうではありませんか。そして、その丈夫な2本の足で、これからの長い人生の道のりをいつまでもしっかりと歩いていきましょう。

Part

3

足の痛みは
すべて解決!
タイプ別・
対策マニュアル

足の関節トラブル　チェックテスト

この章では、ひざや足首の関節トラブルをはじめ、足に多い疾患について解説していきましょう。ただし、ここでは、慢性的な症状に限り、スポーツや事故によるケガや肉離れなどの急性症状については除外しています。

まずはみなさん、チェックテストにトライしてみてください。

以下の18の項目のうち、自分によく当てはまるものの□にチェックをつけていきましょう。

1	□歩きはじめの痛みがつらく、歩きだしてしまうとある程度ラクになる（**2**点）
2	□ひざの内側がチクチク痛む（**1**点）
3	□階段を上るときよりも、下るときのほうが、ひざが痛い（**2**点）

4	□ひざをまっすぐに伸ばせない。もしくは正座をするのがつらい（3点）	
5	□ケガをした覚えがないのに、ひざが腫れている（3点）	
6	□靴底の外側のほうが早く減りやすい（1点）	
7	□「気をつけ」の姿勢のときに、ひざとひざをくっつけることができない（1点）	**1～8のうち、合計が3点以上** ←
8	□赤ちゃんのとき、立つのが早かったようだ（1点）	**変形性ひざ関節症**
9	□お尻や足全体が重だるかったり、しびれたりする。その症状は一日中あるが、とくに長時間座っているときに強くなる	**腰椎椎間板ヘルニア**
10	□お尻や足全体が重だるく、その症状は座っているときは消えるが、背筋を伸ばして歩くと現われてくる	**脊柱管狭窄症・腰椎分離症・すべり症**

11	□ひざの裏が腫れ、正座をすると、ひざの裏に何か挟まっているかのような違和感がある	ベーカー嚢腫
12	□歩くと、ひざのお皿の上下が痛い。ただし、じっとしているときは痛くない。階段は上りのときがつらい	大腿四頭筋炎・膝蓋靭帯炎・オスグッド病
13	□ひざのお皿の外側が痛く、両ひざとも痛いことが多い	偽痛風・リウマチ
14	□足首をひねって痛め、その後も痛みが残っている	足首のねんざなど
15	□足の親指のつけ根の出っ張った部分が痛む。女性である	外反母趾
16	□ぶつけた覚えもないのに、足の親指のつけ根に激痛がある。男性である	痛風
17	□体重を乗せたときだけ、足の裏の親指のつけ根が痛む	母指種子骨障害
18	□体重を乗せたときだけ、足のかかとが痛む	足底筋腱膜炎

【変形性ひざ関節症】

患者人口2500万人。何年もの時間をかけて軟骨が徐々に磨り減っていく

▼特徴と傾向

『変形性ひざ関節症』については、Ｐａｒｔ1、Ｐａｒｔ2でもだいぶ触れました。ただ、まだちゃんと説明していない部分もあるので、ここで少しくわしくご紹介しておくことにします。

原因については、Ｐａｒｔ1で述べた通り。

「長年の運動不足」→「内側広筋の筋力低下」→「O脚の進行」→「ひざ関節が内側に傾いて狭くなる」→「軟骨同士がぶつかり合いやすくなる」→「変形性ひざ関節症の進行」といった流れで、関節のバランスが崩れ、骨や関節が変形していってしまうわけですね。

ただ、変形性ひざ関節症は、数年から十数年という非常に長い年月をかけて進んでいくもの。痛みを訴える人は、50代を過ぎたくらいから増えてくるわけですが、そも

その〝痛みの芽〟が出はじめたのは、何年も前、もしかしたら、何十年も前の若い時分であったかもしれないわけです。

ここでは、年齢を重ねるごとに徐々に変わっていく「ひざ関節の悪化のプロセス」をたどっていくことにします。私の見るところ、変形性ひざ関節症は、『半月板損傷期』→『前期』→『初期』→『進行期』→『末期』という5段階のプロセスを経て悪化への道をたどっていきます。

それぞれ、順に説明していくことにしましょう。

【半月板損傷期】――ねじるとピリピリした痛みが走る

最近の研究で、変形性ひざ関節症を訴える人には、かなり早い段階で半月板に軽度の損傷を起こしている人が多いことがわかってきました。先にも述べたように、半月板は、関節内で軟骨と軟骨との間に座布団のように挟まっているクッションです。これが何らかの原因で軽度の損傷を起こすと、関節内全体のクッション機能が弱まって、徐々に軟骨に負担がかかるようになっていくのです。

私は、この半月板の軽度の損傷を、変形性ひざ関節症の悪化プロセスのはじまりとして位置づけていいと思っています。つまり、関節の軟骨が磨り減る以前に、半月板にガタがきはじめていたというわけですね。

半月板がどう損傷するのかというと、もっとも多いのが、『水平断裂』と呼ばれる「2枚に割れてしまうパターン」です。半月板はひざを真横から見ると〝くさび〟のような二等辺三角形をしています（27ページの図参照）。この〝くさび〟が2枚に割れて、ちょうどホタテやハマグリなどの〝口を開いた二枚貝〟を横から見たときのような形になってしまうのです。

では、どんな原因によって2枚に割れてしまうのか。

この損傷は、ひざに「無理にねじるような動き」が加わったときに起こりやすいとされています。たとえば、代表的なのは、次のようなケースです。

●台所仕事

キッチンに立って料理や洗い物をしているとき、足の向きを正面に向けたまま、上半身だけを方向転換させて作業をすることはないでしょうか。じつは、これ、ひざに「ねじるような動き」が加わることになり、半月板に大きな負担のかかる行為なのです。台所仕事に限らず、狭い場所で立ち仕事をする人は、こうした動きを無意識にとっていることが多いもの。その積み重ねが、半月板を少しずつ疲弊させてしまうのです。

●スキーでの転倒など

スキーの初心者は、なかなかうまく滑ることができずに何度も転ぶもの。なかには、片足だけが前に滑って、もう片方の足が置いていかれるような体勢になることもありますよね。そういうとき、ひざにはかなり無理にねじるような動きが加わります。その拍子に半月板を痛めてしまうことが多いのです。スキーだけでなく、スケート、ローラースケートなど、「足で滑るスポーツ」には注意が必要でしょう。

●バレーやバスケットなどの飛び跳ねるスポーツ

飛び跳ねるシーンの多いスポーツは、ひざにはよくありません。バレーボール、バスケットボール、トランポリンなどがその代表。ジャンプや着地の際に、半月板に大きな負担をかけることになるのです。また、サッカーやラグビー、野球、格闘技などボディコンタクトの激しいスポーツでも、衝撃を受けた際にひざをねじるなどして、痛めることが少なくありません。

●転んだり、事故に遭ったりした場合

路上で何かにつまずいて転んだり、自転車などで転倒したりした際に、ひざをねじってしまうことがあります。また、長年のうちに、そういう〝小さな事故〟を何度か経験した結果、小さな損傷が積み重なって半月板が痛んでいくケースもあります。

いかがでしょう。思い当たるフシがある方も多いかもしれませんね。

こうした半月板の軽度の損傷は、20代、30代でも起こしている人が少なくありません。若い頃にスポーツに励んでいた人であれば、もっと早い段階から損傷を起こしていることもあります。

気になる方は、次のページの図のようなテストをしてみるといいでしょう。これは『マックマレーテスト』と呼ばれる、半月板のチェック法です。仰向けになり、ひざを曲げた状態で足首を内側に回しながら伸ばしていったとき、ひざの外側に痛みがある場合は、外側半月板が損傷している証拠。同様に、足首を外側に回しながら伸ばしていったとき、ひざの内側に痛みがある場合は、内側半月板が損傷している証拠です。変形性ひざ関節症のチェック法としても有効なので、ぜひ試してみてください。

なお、半月板が損傷すると、ピリピリとした痛みが続くことがよくあります。た

マックマレーテスト（半月板損傷チェック法）

内側半月板のテスト

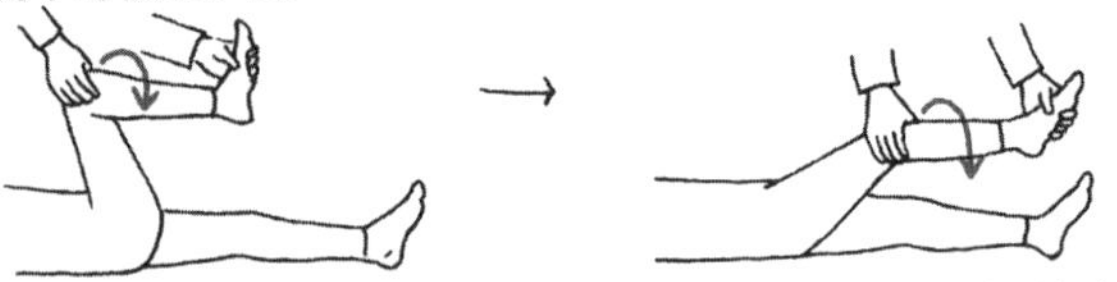

ひざを曲げた状態で、足首を外側に回しながら伸ばす。

外側半月板のテスト

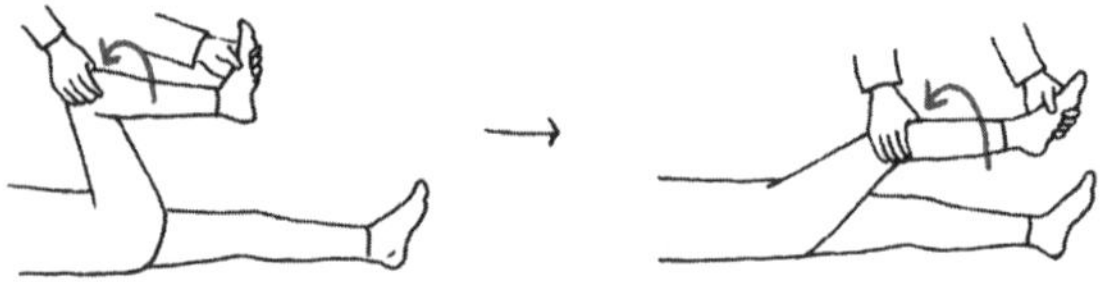

ひざを曲げた状態で、足首を内側に回しながら伸ばす。

だ、それは我慢できないほどの痛みではなく、歩くのにもさして支障はありません。しかも、たいていの場合、我慢しているうちに、いつのまにか痛みが消えてしまうのです。日々ひざ関節を動かしているうちに、無意識に痛まないポイントを見つけ出し、それに慣れてしまうことが多いんですね。

もっとも、痛みが消えても、半月板の損傷が治っているわけではありません。半月板が傷ついた分、ひざ関節のクッション機能は確実に弱まっているのです。そして、その状態のまま年月を過ごしてしまうと、徐々にひざ関節内の軟骨に重い負担がかかっていくようになるわけです。

【前期】——ひざの内側がチクチクと痛む

半月板の軽度損傷によってひざ関節のクッション機能が弱まると、大きな外力がかかった拍子などに、大腿骨と脛骨の軟骨同士がひっかかったり触れ合ったりすることが増えてきます。また、そういう際、軟骨の表面に小さな傷ができたり、触れ合った軟骨組織が劣化したりすることも多くなります。

これを『軟骨変性』といいます。この変性が進むと、軟骨の弾力がだんだん失われ、衝撃を吸収する力が次第に弱まってきてしまうのです。そして、ひざの内側がチクチクと痛んだり、ひざの動きにそれまでになかった違和感やぎこちなさを覚えたりするようになってきます。

これが『前期』の症状です。

『前期』の痛みは、まだそれほど深刻ではありません。きっと、「ぶつけたり、転んだりしたわけでもないのに、なぜひざが痛むんだろう」と不思議に思う方もいることでしょう。でも、不思議には感じても、病院に行くこともなく過ごしてしまう人が大半。この段階では、『半月板軽度損傷』の場合と同様に、いつのまにか痛みが治まってしまうことも多いんですね。そのせいで、あまり深く考えずに、ほったらかしにしてしまう人が少なくないのです。

ただし、関節内の軟骨変性は着実に進んでいて、放置していると、ときどきひざの内側にチクチクとした痛みを感じるようになってきます。そして、痛む時期、痛まない時期を何度もくり返しながら、だんだん痛む時期が長くなっていくのです。さらに、痛んだり治まったりをくり返すうちに、痛みも徐々に増してくるように感じられてきます。

こうなると、たいていの人は「どうやら、自分はひざの状態がおかしい」と、不調を自覚するようになります。

おそらく、30代、40代でも、こういう不調を自覚している人は少なくないはずです。しかし、この世代は「まだまだ若い」という意識が強く、仕事が忙しくて、ひざの状態を顧みる余裕がない人も多い。それで、みすみす状態を悪化させてしまう人が跡を絶たないのです。

また、この時期に運動不足の状態が続くと、内側広筋をはじめとした大腿部の筋力が低下し、O脚が進みやすくなります。O脚の進行が、関節内の状況悪化に拍車をかけてしまうことについては、前に述べた通りです。

変形性ひざ関節症を早めに食い止めるには、この『前期』のうちにしかるべき対処をとれるかどうかが大きなポイントになるといっていいでしょう。

【初期】――痛くて階段を下るのがつらくなってくる

いよいよ、変形性ひざ関節症の『初期』です。

この段階になると、ひざに何らかの負担がかかると、必ず痛みが伴うようになってきます。

たとえば、階段の上り下りがつらくなります。

変形性ひざ関節症では、とりわけ下りの際にひざが痛むのが特徴。一歩一歩階段を下りるたびに、ひざに軋《きし》むような痛みを感じるようになるのです。

そのほかにも、座った姿勢から立ち上がろうとするときや、歩きはじめのときなど、特定の動作をはじめる際にひざが痛むことが多くなります。「動きはじめ」に痛むのも変形性ひざ関節症の大きな特徴で、専門用語では『スタートペイン』と呼ばれています。

さらに、ひざが腫れたり、ひざに水がたまったりする症状が多くなるのもこの時期です。関節炎を起こし、強い痛みが伴うこともあります。

一連の症状は、だいたい50代半ばを過ぎたあたりから現われてくることが多いのですが、早い人では40代後半くらいから現われることもあります。また、若い頃にスポーツなどでひざを酷使していた人であれば、もっと早く現われるケースもあります。

なお、この『初期』の段階で病院に行ってレントゲン写真を撮ると、関節内の骨と骨のすき間が狭くなっている様子がくっきりと浮かび上がります。それだけ、大腿骨と脛骨の軟骨が磨り減ってしまったわけですね。

また、レントゲン写真を撮ると、『骨棘』や『骨堤《こってい》』と呼ばれる骨の変形が見られることもあります。『骨棘』というのはトゲのような出っ張り。『骨堤』というのは土手のような隆起です。

この時期、軟骨変性はさらに進み、軟骨同士がぶつかり合って荷重が集中している部分の軟骨下骨は硬さや厚みを増していきます。そして、次第にその形を変化させていくのです。こうした変形が進むことによって生じるのが、『骨棘』や『骨堤』なわけです。

簡単にいえば、骨同士がさかんにぶつかり合うために、互いの骨表面がでこぼこしてきてしまうわけですね。一般に、『骨棘形成』などの骨変形は、痛みを増すものと捉えられています。ただし、逆の意見もあり、骨を変形させることで荷重負担を受け入れ、関節を少しでも動きやすくしているのだという考え方もあります。

いずれにしても、こうした変形がはじまると、変形性ひざ関節症は一段と進みやすくなります。とくに、内側広筋の力が弱く、O脚が進んでいる人は、より関節部に荷重圧力が加わりやすくなるために、さらに輪をかけて悪化が早まってしまうことになります。

何も手を打たずにいれば、クッション機能はどんどん弱まっていく一方です。衝撃吸収力が低下すると、いつもと同じ動作をしていても、以前よりも大きな負担が関節部にかかるようになってくるもの。そして、いつしか何気ない動作のたびにいちいち痛みを覚えるようになってしまうわけです。

[進行期]——O脚が進行して体が左右に揺れてくる

ふつうに歩くだけでもひざが痛むようになってくるのが『進行期』です。

この時期になると、O脚がいっそうひどくなり、歩くたびに体が左右に揺れるようになります。関節の内側の軟骨ばかりが磨り減ってしまい、ひざが曲がってきたため、足を踏み出すたびに上半身が揺れてしまうんですね。

また、ひざの拘縮が進みます。関節が硬くなって、ひざをまっすぐに伸ばしたり正座をしたりするのがつらい状態になってくるわけです。ときには、安静にしていてもひざが痛むこともあり、日常生活にもだんだん支障をきたすことが多くなってきます。

なお、この時期、変形性ひざ関節症の病状は、一気に加速して進行します。『進行期』になったら、半年か1年くらいで『末期』へと進んでしまう人も少なくありません。O脚も、歩くたびに上半身が左右に揺れだしたらどんどん進む一方。あっというまに20度か30度くらいの角度に曲がってしまう人もいます。

これまでは数年から十数年という長いスパンで段階的によくなったり悪くなったりをくり返してきた症状が、この『進行期』に入ると、いきなりジェットコースターに乗せられたかというくらいのめまぐるしさで悪化のスピードが加速していくのです。

ですから、早め早めの対策をとることが必要です。お年寄りなどは、症状が急に悪化してしまったために、日常の活動量がガクンと落ちてしまうこともあります。お年寄りに限らずとも、50代、60代でこうした段階に突入してしまうケースもあります。

この段階でちゃんとした治療をしておかないと、いずれ〝歩けなくなる〟のはもう目に見えているのです。

【末期】――杖をつかないと歩けなくなる

変形性ひざ関節症の『末期』になると、関節の軟骨が完全に磨り減ってしまい、軟骨の下の骨がぶつかり合うようになります。骨はさらに硬くなり、変形も目立つようになって、関節内の「骨と骨のすき間」は、ほとんどないに等しいような状態になってきます。大腿骨と脛骨がくっついてしまい、関節が関節の役割を果たせなくなってしまうわけですね。

こうなると、当然痛みも強まります。『末期』では、安静にしていても、なかなか痛みが引かなくなります。もちろん、歩くときの痛みも激しく、やがて、杖なしでは歩くのが困難なほどになってきます。階段は、手すりを頼りにそろりそろりと上り下りするしかありません。O脚はますます進み、ひざだけでなく腰も曲がってくる人が多くなります。関節の可動域も小さくなって、日常生活のさまざまな面に支障が出てくるようになります。

お年寄りのなかには、外に出歩くのを嫌がり、家に閉じこもってしまうケースもしばしば見られます。しかし、動かさないでいると、関節はますます動かなくなっていってしまうもの。対策をとらないままでいると、そのまま足腰がどんどん衰えて、『寝たきり』に近づいていってしまうこともあります。

▼対策のポイント

変形性ひざ関節症の悪化プロセスの説明がだいぶ長くなってしまいましたね。でも、ひざの関節機能が長いスパンで段階的に衰えていくことがおわかりいただけたのではないでしょうか。

とにかく、変形性ひざ関節症は、何の治療もケアもせずに放っておいたら、どんどん悪くなる一方。痛みがどの段階であろうとも、できる限り早く対策をとらねばなりません。以下、主な治療法をご紹介していきましょう。

●関節包内矯正

先の章で述べた通り、関節包内矯正は、変形性ひざ関節症に対してたいへん有効です。『半月板損傷期』『前期』『初期』であれば、2~3回の治療で痛みがきれいにとれるはずです。1週間に1回の治療を受けたとして、2~3週間で治すことができるでしょう。

ただ、『進行期』になってしまうと、10回くらいの治療が必要になってきます。治療にも2~3か月は見ておいたほうがいいでしょう。『末期』になるとさらに時間がかかり、半年くらいかかるケースもあります。なお、『末期』でもあまりにO脚がひどい状態になってしまうと、関節包内矯正を行なっても治療が難しくなる場合があります。

●ひざの水を抜く

『初期』の段階では、ひざが腫れたり、ひざに水がたまったりという症状が頻繁に起こります。ひどい状態が続く場合は、整形外科に赴き、注射でひざの水を抜く治療を受ける必要があります。

ただし、炎症が完全に治まっていないと、一度水を抜いても再び水がたまってしまうことが少なくありません。ひざにたまる水は関節液です。この関節液は有害物を排除するために分泌されるものであり、「ひざに水がたまるのは一種の防衛反応だ」という説もあります。だから、むやみに水を抜くのは考えもの。水を抜くのは、患部の腫れや痛みがあまりにひどい場合だけにしたほうがいいでしょう。

●ヒアルロン酸注射

ヒアルロン酸はもともと関節内にある成分で、しかも、炎症を抑える作用がありま す。このため、整形外科では、ひざの水を抜いたあとにヒアルロン酸を注入する治療がよく行なわれています。以前はステロイド剤が用いられていましたが、炎症を鎮める作用が強い一方、副作用が強く出ることが多いため、最近はあまり使用されなくなってきています。

●薬物療法

痛みや炎症を抑えるために、湿布、飲み薬、塗り薬などが用いられます。もっとも、関節の問題を根本的に解決する治療を第一に優先するべきで、薬はあくまで補助的・対症的に用いられるべきもの。あまり頼りすぎない姿勢も大切です。

ひざ痛やO脚の人に有効な足底板

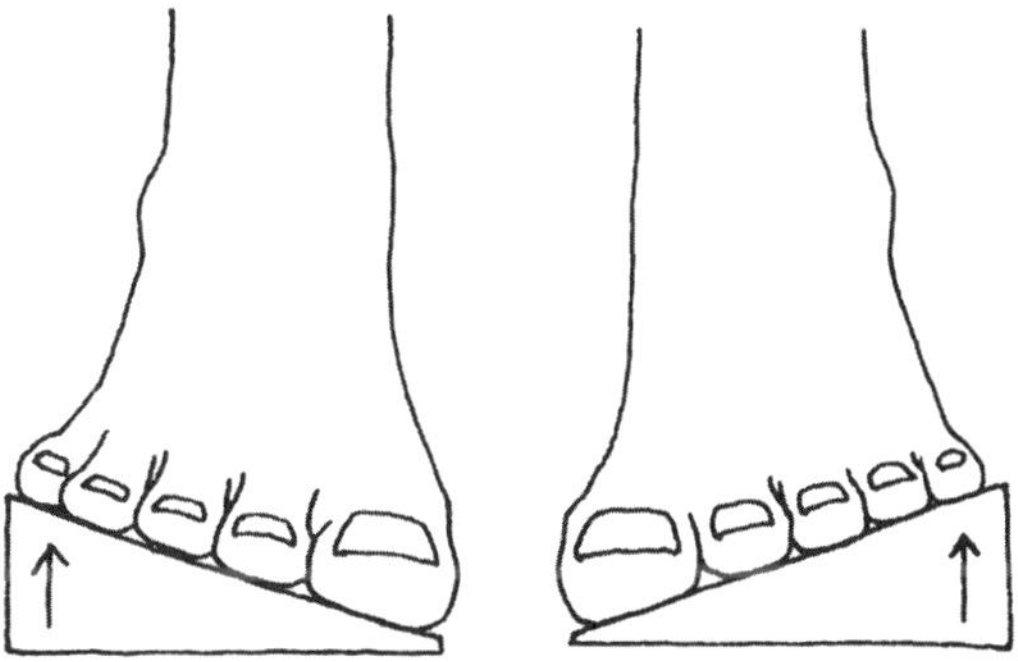

●包帯&ひざサポーター

ひざ痛を抱える人が患部に包帯やサポーターを巻くと、たいへん歩きやすくなります。ひざ関節の支持性が強まって、ひざが伸びやすくなるのです。

包帯を用いる際のコツは、落ちない程度にゆるめに巻くこと。あまり強く巻きすぎると、かえって関節の動きが悪くなってしまいます。また、ひざサポーターは、伸縮性の高い、自分のひざに合うものを選ぶようにしましょう。

●足底板《そくていばん》

O脚が進んでいる人は、靴の中の小指側に『足底板』を入れると、ラクに歩けるようになります。足底板を入れると、ひざが内側に押し込まれる格好になるため、関節内で軟骨同士がぶつかりにくくなるのです。足底板はさまざまな高さ・サイズのものが市販されています。ぜひ、自分の足に合った高さのものを選ぶようにしましょう。

なお、O脚の人は、靴底の小指側が早く磨り減ってくるもの。磨り減る前に早めに新しい靴に替えるようにすれば、ある程度、O脚やひざ痛の進行を防ぐことにつながります。靴底の減り具合は小まめにチェックするようにしましょう。

●運動療法

前の章でも述べたように、運動は「歩くこと」とお風呂での『ひざ曲げ伸ばし体操』が有効です。また、プールでの水中ウォーキングなら、ひざへの荷重負担がかからないため、痛みをあまり感じることなく足の筋力をつけることができます。そのほかの運動についてはPart5で紹介します。

●手術療法

変形性ひざ関節症の手術には、骨を切ってつなげ直していくことでO脚を治す『高位脛骨骨切り術』と、ひざに人工関節を埋め込む『人工ひざ関節全置換術』とがあります。ただし、いずれの場合も、身体的負担が少なくない手術です。手術は、『末期』

段階で症状がひどく、ほかに治療の選択肢がまったくないという場合の〝最後の手段〟として考えるほうがいいでしょう。

【腰椎椎間板ヘルニア】

だるさやしびれなどの足の不調の原因がヘルニアであることも多い

▼特徴と傾向

『腰椎椎間板ヘルニア』では、足にだるさやしびれ、痛みなどの症状がしばしば現われます。もちろん、「腰」と「足」の両方に症状が現われることが多いのですが、なかには「足だけ」に症状が現われることもあります。ここでは、「足の症状」を中心に説明しましょう。

腰椎の椎間板は、椎骨と椎骨の間に座布団状に挟まれているクッション。そして、荷重圧力に負けて、椎間板から中身の髄核《ずいかく》がはみ出してしまった状態が椎間板ヘルニアです。

髄核がはみ出しがちな「腰椎の関節の間」は、下肢に向かっていくたくさんの神経の出発点になっています。つまり、これらの下肢に向かう神経がヘルニアによって圧迫されるために、お尻や足にしびれや痛みなどの症状が引き起こされるわけです。

足のどこに症状が出るかは、どの腰椎関節でどの神経が圧迫されるかによって違ってきます。その神経が下肢に分布している領域によって、お尻、太もも、ひざ下の外側、足の甲、足の親指、くるぶしなどに症状が現われるのです。しびれや痛みばかりとは限らず、足の指に何かが挟まっているような違和感を覚えたり、足の感触がマヒしたかのような感覚異常が起こったりすることもあります。なお、こうした足の症状は、ほぼ一日中あるものの、長い時間座っていたり、前かがみの姿勢をとっていたりすると、とりわけ強くなります。

治療には、関節包内矯正が有効です。腰椎の椎間板に大きな荷重負担がかかってしまうのは、仙腸関節のクッション機能が働いていないから。仙腸関節の機能を復活させたうえで、腰椎にかかる荷重バランスを調整すれば、ヘルニアは自然に引っ込んでいきます。足のしびれや痛みなどの症状も消えていくはずです。

【脊柱管狭窄症】【腰椎分離症・すべり症】

──歩くと足のしびれや痛みが起こるが、休むとまた歩けるようになる

▼特徴と傾向

『脊柱管狭窄症』『腰痛分離症・すべり症』も、足に症状の出ることが多いタイプの腰痛です。『腰椎分離症・すべり症』のほうは、腰椎後方の突起が分離したりずれたりして、腰やお尻、足に痛みを引き起こす疾患。『脊柱管狭窄症』のほうは、腰椎の変形などから脊柱管という「神経の通る管」が細くなってしまい、やはり足腰に痛みやしびれを訴えるようになる疾患です。腰椎分離症・すべり症が、脊柱管狭窄症へと移行する場合もあります。

これらふたつの疾患の共通点は、「背中を反《そ》ると痛くなるタイプの腰痛」であるという点です。

とりわけ、脊柱管狭窄症では、背筋を伸ばして姿勢よく歩いていると、足腰のしびれや痛みが増すという特徴が見られます。歩くとしびれや痛みがひどくなり、立ち止まって休むとラクになる。そして、再び歩きはじめると、また痛くなる。そんな痛み

方をすることが多いのです。ただし、背中を丸めているときは比較的ラクで、このため、歩くと痛い人でも、自転車なら乗れるというケースが少なくありません。

なお、脊柱管狭窄症、腰椎分離症・すべり症のいずれの場合も、仙腸関節への関節包内矯正が有効です。これらの疾患の場合、仙腸関節を開いたうえで、「背筋を伸ばしても足腰が痛くないポイント」を見つけ、荷重バランスを調整していきます。それによって、痛みを解消していくことができるわけです。

【ベーカー嚢腫】

ひざの後ろ側が腫れて、正座ができなくなる

▼特徴と傾向

『ベーカー嚢腫《のうしゅ》』は、ひざの後ろ側が腫れてしまう疾患です。痛みはそれほど強くありませんが、患部に水がたまってしまうため、「正座ができない」「ひざが完全に曲がらない」などの症状を訴えるようになります。

なお、この疾患は、『変形性ひざ関節症』の合併症として起こることがあります。

関節包はひざの前側と後ろ側とでつながっています。このため、変形性ひざ関節症の炎症などの影響を受けて、ひざの後ろに水がたまってくるケースがあるのです。

治療は、包帯などで患部を圧迫するのがもっとも有効です。注射器でたまった水を抜き取ることもあります。また、関節包内矯正によっても、ある程度改善させることが可能です。

【大腿四頭筋炎】【膝蓋靭帯炎】【オスグッド病】

――激しいスポーツなどで、ひざや太ももの筋肉や靭帯が痛む

▼特徴と傾向

これらはいずれも、激しいスポーツや労働などによって、ひざや太ももを痛めたために起こる疾患です。

かかる疾患は、年齢によって違います。若いうちに発症する順番で紹介しましょう。

まず、『オスグッド病』は、15歳以下の小中学生に多い病気で、ひざのお皿の少し

下にある骨が腫れて痛みます。痛む場所は、ひざから伸びてくる膝蓋靭帯が脛骨にくっついている部分。激しいスポーツで、ひざに圧力をかける動きをくり返すと、この部分が炎症を起こしてしまうのです。

次に、『膝蓋靭帯炎《しつがいじんたいえん》』。15歳を過ぎ、高校生くらいになると、オスグッド病よりも患部がもう少し上に移行して、ひざのお皿のすぐ下が痛むようになります。ひざを過度に曲げ伸ばししているために、ひざのお皿と骨をつないでいる膝蓋靭帯が炎症を起こしてしまうのです。なお、この膝蓋靭帯炎は、別名を『ジャンパー膝』とも呼ばれます。その名の通り、バスケットボールやバレーボール、陸上のハードル競技など、勢いよくジャンプをくり返すスポーツを行なっている選手に目立つのです。

さらに、『大腿四頭筋炎』は、20歳以上に多く、太ももの筋肉が炎症を起こして痛む病気です。歩く仕事や立ち仕事をしている人に多く、マラソンなどのスポーツの初心者がなることもあります。大腿四頭筋が筋肉疲労のために異常収縮を起こし、痛みを生じるようになるのです。

つまり、オスグッド病、膝蓋靭帯炎、大腿四頭筋炎と、年齢が上がるほど、足の痛む場所も上がってくるわけですね。治療と予防のためには、いずれの場合も大腿四頭筋をストレッチするのが有効です。

【偽痛風】【リウマチ】
――ひざに症状が出ると、変形性ひざ関節症と間違えやすい

▼特徴と傾向

『偽《ぎ》痛風《つうふう》』と『リウマチ』は、ひざに症状が出た場合に変形性ひざ関節症と間違えやすいので、ここで一緒に取り上げます。いちばん大きな違いは、変形性ひざ関節症が「ひざの内側」が痛むのに対し、これらの疾患では「ひざの外側」が痛むことが多い点です。ほかにはどんな違いがあるのでしょう。

まず、リウマチの場合、手の指や手首、ひじといった上半身の関節にこわばりや痛みを感じるところから発症することが多いもの。ひざからはじまるケースはあまり多くはありません。また、リウマチは左右両方の手足の関節に症状が出るのが特徴。年齢層も幅広く、10代から50代の女性に多い傾向があります。原因はまだはっきりとわかっておらず、進行すると全身の関節に炎症が起こる厄介《やっかい》な病気です。ただし、関節

包内矯正を施せば、ある程度痛みなどの症状を抑えることも可能です。

偽痛風のほうは、ひざや足首、肩などの大きな関節に、急激な痛みが現われる疾患。変形性ひざ関節症が長い年月を経て徐々に悪化していくのに対し、偽痛風は、ある日突然の激痛に襲われるわけです。この点が大きな違いでしょう。偽痛風は高齢の女性に多く、ピロリン酸カルシウムという物質が関節に沈着して炎症を起こすことから起こります。炎症などの症状は、消炎鎮痛剤を服用することによって治まります。病気がこじれたり慢性化したりすることはありません。

足首のねんざなど

【足関節外側靭帯損傷】【リスフラン・ショパール関節捻挫】【第5中足骨骨折】【遠位前脛腓靭帯損傷】

――足首のトラブルが、ひざや腰の関節の不調につながることもある

▼特徴と傾向

この項目には、足首のねんざや骨折に関する疾患をまとめています。

足首には、たくさんの小さな骨が集まっていて、それらがたくさんの関節でつながっています。そして、それらの関節がクッションになることによって、上からかかってくる荷重や衝撃を効果的にやわらげているのです。前の章でも触れたように、下半身の関節は、腰も、ひざも、足首も、みんな連携し合い、負担を分け合いながら体の重みを支えているわけですね。

このため、足首のトラブルを長引かせていると、ひざや腰の不調に影響してくることもあるのです。また、『ねんざ』というと、どうしても軽症に受け取られがちですが、生半可な治療をしていると、再発をしたり、違和感や痛みなどの症状が尾を引いたりすることが少なくありません。

決して甘く見ることなく、しっかり治療するようにしましょう。

【足関節外側靭帯損傷】

一般的にいう『足首のねんざ』は、これのことを指します。足を内側にひねったために、足首の外側の靭帯が傷ついてしまった状態です。この損傷によって、外くるぶしの前側や下側が痛み、腫れたり内出血を起こしたりといった症状が現われるのです。足関節外側靭帯損傷《あしかんせつがいそくじんたいそんしょう》は、足首のねんざの70～80パーセントを占めています。

【リスフラン・ショパール関節捻挫】

足をひねったあと、足の甲が痛む場合は、この『リスフラン・ショパール関節捻《ねん》挫《ざ》』が疑われます。『リスフラン関節』『ショパール関節』は、足の甲の小さな関節。これらの関節についている靭帯がひねったことで傷ついてしまったわけです。なお、この両関節は、足のアーチ形成に欠かせない関節で、歩いたり走ったりする際に衝撃を吸収しているところ。しっかり治療しないと、歩くたびに痛みが走るなど、回復が長引くこともあります。

【第5中足骨骨折】

この足首の骨折は、別名『ゲタ骨折』と呼ばれます。ゲタを履いて歩いているときに足首をひねった際に起こることが多いからです。足を外へ強くねじったあとに、足の甲の外側部分が激しく痛むなら、第5中足骨骨折《ちゅうそくこつこっせつ》が疑われます。

【遠位前脛腓靭帯損傷】

ジャンプの着地の際などに起こることの多い疾患です。強い衝撃を受けたり、ひねったりしたときに、足首前方の脛骨と腓骨《ひこつ》が互いにもぐり込むような格好になり、遠位《えんい》前脛腓《ぜんけいひ》靭帯《じんたい》を傷つけてしまうのです。スポーツのあとなどに足首の前方が痛む場合は、この疾患の可能性があります。

▼対策のポイント

ここに取り上げた足首のトラブルの場合、腫れがあるときは、とにかく冷やすこと。なおかつ、早く整形外科に赴いて、しっかり固定をすることが治療の定石です。症状の程度にもよりますが、テーピングやギプスなどで4週間は固定する必要があるでしょう。足首はなかなか安静が得られない部位ですから、しっかりとぐらつかないように固定しないと、回復が遅れてしまいます。順調に回復すれば、6週目頃からは軽いスポーツを行なうこともできるでしょう。

【外反母趾】

——痛みや腫れによって歩けなくなることも

▼特徴と傾向

『外反母趾』に悩んでいる女性は、非常にたくさんいらっしゃいます。

ひどくなると、痛みや腫れなどから、歩くのに支障が出てくる場合もあります。また、外反母趾をかばってヘンな歩き方をしていたせいで、ひざや腰の関節を痛めてしまうこともあります。

実際、当院にも、そういう患者さんが大勢いらっしゃいます。なかには20代、30代の若いOLの方も少なくありません。

原因については、今さら述べる必要もないでしょう。そう、ハイヒールなど、かかとが高く足先の狭い靴を履き続けたためです。これにより、足の親指の関節が亜脱《あだっ》臼《きゅう》を起こし、親指のつけ根が出っ張っていってしまうんですね。さらに、この変形が進むと、足底の横のアーチがなくなってきて、開帳足《かいちょうそく》と呼ばれる平らな状態になっていってしまいます。

ついでにいっておくと、ハイヒールを履くのは、ひざの関節にもよくありません。本来、体の重みは足のかかとにかけるものです。しかし、ハイヒールを履いていると、必然的に体の重みがつま先にかかります。すると、体が全体のバランスを修復しようとして、ひざが自然に曲がってしまうのです。そういうふうに曲がった状態で歩いたり立ち続けたりすれば、当然、ひざの関節に負担がかかりやすくなってしまうというわけです。

だから、外反母趾の人には、ひざや腰も悪くしている人が多いんですね。

女性のみなさんは、足やひざを大切に思うならば、なるべくハイヒールを履かないように心がけるほうがいいでしょう。仕事やパーティーなどでやむをえず履かなければならない場合は、小まめに靴を脱いだり、靴を履き替えたりし、長時間にわたって履き続けるのを避けるようにしてください。

▼対策のポイント

外反母趾を矯正したり予防したりするには、足の体操を行なったり、足底に横アーチをつけるため、足底板を入れたりすることが有効です。お悩みの方は、次に紹介する「フットケア」を毎日の習慣にしていくといいでしょう。

●ホーマン体操

両足の親指に太めの輪ゴムをひっかけて左右に引っ張る体操です。単純な理屈ではありますが、親指の小指側への屈曲を引き戻す効果が期待できます。

外反母趾防止体操

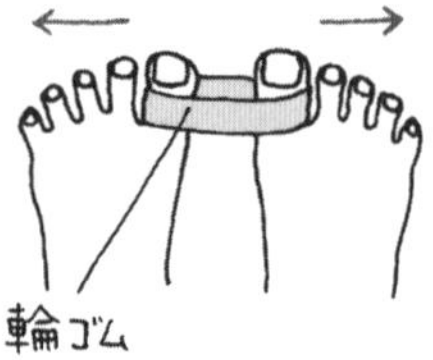

1 ホーマン体操

両足の親指に太めの輪ゴムをひっかけて左右に引っ張る。

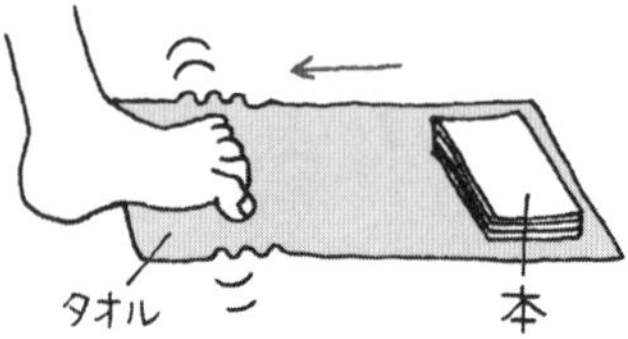

2 タオルたぐり寄せ体操

床にタオルを敷き、端に本などの重しを置く。重しの反対側に足を乗せ、タオルを足の指先で手前にたぐり寄せる。

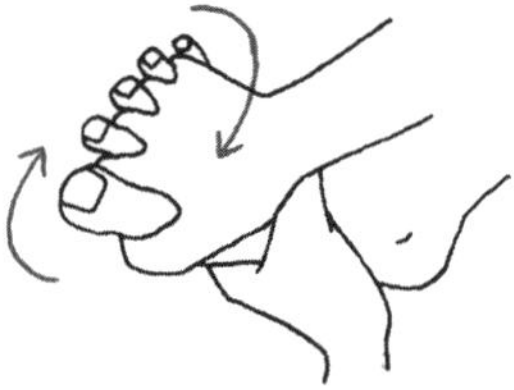

3 足指回し

足の指の股に手の指を差し入れてぐるぐると回す。

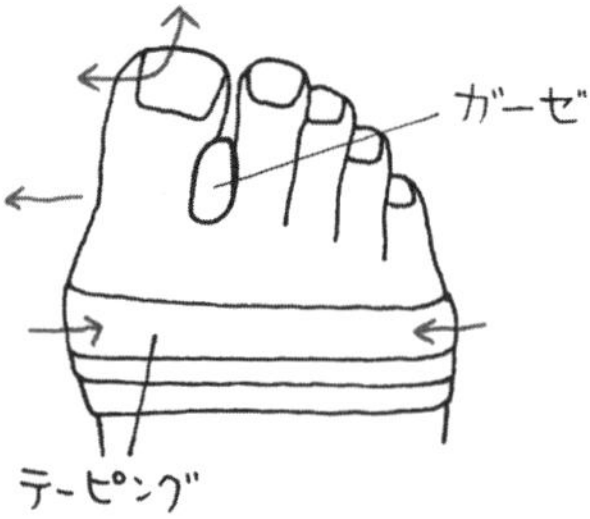

4 足の親指の間にガーゼを入れて広げる

足の甲にテーピングをして指同士の間隔を少し縮める。そのうえで親指と人さし指の間にガーゼを入れて広げる。

●タオルたぐり寄せ体操

床にタオルを敷き、そのタオルを足の指先で手前にたぐり寄せる体操です。タオルの上に本などの重しを置いて、すぐには動かないようにしておくとより効果的。お風呂上がりなどにおすすめです。

●足指回し

足の指の股に手の指を差し入れて、ぐるぐると回します。外反母趾の防止だけではなく、足首をほぐす体操としても効果的です。

●足の親指の間にガーゼを入れて広げる

足の甲、指の少し手前に横にテーピングをして足指同士の間隔が少し縮まるようにしておき、そのうえで、足の親指と人さし指の間にガーゼを入れて広げます。テーピングで足指の間隔が狭まったところにガーゼを挟むことで逆の方向に力が働くため、曲がった親指を引き戻すのに効果的です。

●横アーチを保持する足底板

足の横アーチをキープするための足底板を、靴の中敷として入れます。整形外科や健康グッズ売り場などで市販されているものを利用するといいでしょう。

● 手術

足の骨を削って、外反母趾を解消させる手術もあります。ただし、手術は、症状がひどくて歩けない場合など、どうしようもない場合の〝最後の選択肢〟と考えておくほうがいいでしょう。

【痛風】

アルコール好きの人、尿酸値が高い人は要注意

▼特徴と傾向

「足の親指のつけ根が痛い」とくれば、女性なら外反母趾、男性なら『痛風』が疑われます。とくに、アルコールのお好きな男性、日頃から尿酸値が高めの男性で「ぶつけた覚えもないのに、足の親指のつけ根が激しく痛む」という場合は、痛風である可能性大です。

内科的要因が引き金なので、本書ではくわしく取り上げませんが、「風が吹いても痛い」といわれるように、痛風発作はつらいもの。発作時は、足を引きずって歩かな

ければならないようなこともあります。また、痛む足を引きずって歩いたために、ひざや足などの関節のバランスを崩してしまうことも考えられます。十分ご注意ください。

【母指種子骨障害】
――足の裏側の「親指のつけ根」が痛くなる

▼特徴と傾向

『母指種子骨障害《ぼししゅしこつしょうがい》』は、足の裏側の親指の根元にあたる部分に痛みを訴える疾患です。くり返し強い衝撃をかけたために、この部分にある母指種子骨に炎症が起こってしまうのです。ただし、痛みが出るのは体重を乗せたときのみ。スポーツ選手に多く、とくに、野球のピッチャーやランナー、剣道やサッカーの選手など、足を強く踏み出す競技を行なっている人に多く見られます。治療はテーピングなどで固定して治していくのが主流です。

【足底筋腱膜炎】

――足裏の「かかとのやや内側」が痛くなる

▼特徴と傾向

『足底筋腱膜炎《そくていきんけんまくえん》』は、仕事で立ったり歩いたりすることの多い中年世代に目立つ疾患です。歩くたびに、足裏のかかとの骨のやや内側に、鋭い痛みを感じます。ただし、痛むのは体重を乗せたときだけで、安静にしているときには症状は出ません。足底筋腱膜は、足底骨の縦のカーブの形成に関与していて、ランニングやジャンプなどの際の衝撃を吸収する役目も果たしています。このため、スポーツをする人、体重が重い人も痛めやすい傾向があります。

治療には、テーピング、マッサージのほか、医療レーザーも有効。また、外反母趾のところで紹介した『タオルたぐり寄せ体操』（126ページ参照）も、足底筋を鍛えるのにおすすめです。

Part

4

ひざと下半身の関節お悩みすっきり解消Q&A

Q 01

わずかな段差でつまずくようになったのはなぜ？

A

ひざが上がらなくなってきている証拠です。

みなさんは、わずかな段差や小さな障害物などにつまずいて転んでしまったことはありませんか？

たとえば、床に置いてあった本などに足をひっかけたり、道ばたに落ちていた石やちょっとした段差などに足をとられたりして、転んでしまったという経験です。そういうとき、頭のなかでは「簡単にまたげる」「越えられる」と思っていながらも、どうしたわけか、スッテンコロリンといってしまうものですよね。

なぜ転んでしまうのか。

それは、思っているよりもひざが上がっていないからです。

頭のほうは「これくらい足を上げれば大丈夫」と、無意識に足腰を動かしているのですが、じつは足のほうは、頭で思うほどには上がっていない。十分な位置まで上がりきっていないから、足をひっかけてしまうわけです。

足が上がりきらないのは、ひざ関節の動きが鈍くなってきている証拠。長年にわたり運動不足の状態が続くと、ひざ関節の可動域が少しずつ狭くなります。年々ほんのわずかながら、曲がり幅や伸び幅が少なくなってくるのです。そして、その積み重ねがいつのまにか大きくなり、かつてはラクに上がったはずのところまで、ひざが上がらなくなってきます。それで、思ったようにひざが上がらず、転んだりつまずいたりすることが多くなるのです。

つまり、「頭が思い描く体の動き」と「足腰が実行する動き」にギャップが出てきたということ。小学校の運動会で、子供にいいところを見せようとしてリレーなどに参加したお父さんが、転んでしまったりケガをしてしまったりするのと一緒ですね。

なお、こういうギャップを感じはじめるのは、だいたい40代半ばくらいからが多いもの。早い人では30代からギャップを感じている人もいます。

少しでも心当たりのある方は、まず、自分のひざ関節の衰えをしっかりと自覚することが大事です。そして、〝衰え〟という事実から目を背けることなく、関節ケアなどの対策をとるようにしてください。

Q 02

若い頃のひざのケガは影響するものですか？

A スポーツで大ケガをした人などは、ひざ痛になりやすい傾向があります。

ちょっと転んでひざを打撲したり、足をひねってねんざをしたりという程度のケガなら、誰にでも経験があることでしょう。

そういうケガは心配いりません。それがもとで、将来、変形性ひざ関節症になりやすくなるといったことはありません。

ただし、若い頃、スポーツなどで、ひざに大ケガを負った経験のある方は注意が必要です。とりわけ要注意なのは、十字靭帯損傷など、ひざを支える靭帯が断裂するようなケガを負ったケースです。この場合、その時点で適切な治療をしておかないと完全に治りきらないことがあり、それがもとで変形性ひざ関節症が進みやすくなることがあります。

また、大きなケガはしていなくとも、若い頃のスポーツで、半月板を痛めたり、ひざを酷使されたりした経験をお持ちの方は、30代、40代になったら、注意を払っておいたほうがいいと思います。

というのも、半月板が磨り減ったり、傷ついたりして、ふつうの人よりもひざのクッション機能が低下している可能性が高いからです。半月板が早く磨り減ってしまえば、変形性ひざ関節症の兆候もより早く現われる可能性が高くなるわけですね。とくに、バスケットボール、バレーボール、トランポリンなどジャンプする動きの多いスポーツは、ひざにかかる衝撃度が大きく、半月板や軟骨へのダメージが現われやすいとされています。

みなさんのなかにも「そういえば……」と思い当たるフシがある方が多いかもしれません。なかでも、「学生時代は結構スポーツをがんばっていたけど、社会に出てからは運動をするヒマがなくて、だいぶ太ったし、筋力も衰えた」という方は、気をつけるべきでしょう。体重増加や足の筋力低下もあいまって、ひざ関節の耐久力がだいぶ落ちてきている可能性があります。

そういう方は、自分がハイリスクであることを十分に自覚して、ぜひ早い段階から、ひざの関節ケアをはじめるようにしてください。

Q 03

太りすぎは、やっぱりひざによくないの?

A たしかによくありませんが、気にしすぎるのも考えものです。

太りすぎは、ひざにとってたしかによくありません。

Ｐａｒｔ１でも述べたように、ひざにかかる負担は体重の３〜８倍。体重が５キロ増えれば、３倍の15キログラムの負担がひざにプラスされることになります。ですから、やはり体重は軽いに越したことはないのです。

みなさんも、体重が増えれば増えるほど、ひざを苦しめることになることは、よく自覚しておいたほうがいいでしょう。

しかし、私は、あまり気にしすぎるのもよくないと考えています。

たとえば、当院のひざ痛の患者さんには、すでにあちこちの病院を回ってきた方が多いのですが、病院を訪ねるたびにお医者さんから「まずはやせなさい」といわれるそうです。お医者さんのなかには、患者さんにしつこくダイエットをすすめ、「そんなに太っている限り、痛みはとれないよ」などという人もいると聞きます。でも、私は、そこまでダイエットに固執する必要はないと思っているのです。

なぜなら、あまりにダイエットにとらわれてしまうと、ダイエットが目標のようになってしまい、ひざ痛を治すという目的を見失ってしまうようなところがあるから。

それに、ダイエットに夢中になると、失敗してリバウンドしたときのショックが大きいですし、無理なダイエットは体調を崩す原因にもなりかねません。

だから、そんなにがんばりすぎなくともいい。

体重を減らす心がけは大切ですが、まあ、「これ以上増やさないようにしよう」というくらいに考えておけばいいのではないでしょうか。あるいは、むしろ「今の体重のままでもいいから、もっと小まめに歩いて運動するようにしよう」と考えるようにしてはいかがでしょう。

つまり、体重はあまり気にしなくていいから、その分関節をよく動かす――私は、そのほうが、ひざをよくする早道だと思います。それに、歩いたり、ひざを曲げ伸ばししたりして関節をよく使っていれば、自然に消費カロリーが増え、エネルギー代謝もよくなります。結果的にそれがダイエットにつながるのではないでしょうか。

Q 04

正座がつらいときは無理をしないほうがいい？

A 無理は禁物。でも、正座ができるようにがんばってください。

変形性ひざ関節症が進んでひざ関節が硬くなってくると、だんだん可動域が狭くなり、正座をするのがつらくなってくるものです。

痛みがつらいときは、あまり無理をしないほうがいいでしょう。関節に負担をかけすぎないよう、足を崩す座り方をしたり、椅子に座ったりしたほうがいいと思います。そのほうがずっとラクに座れるはずです。

しかし、ずっとそのままでいいというわけではありません。

関節という器官は、動かさないと動かなくなっていくもの。正座がつらいからといって、ずっと正座を敬遠してばかりいては、いずれ関節の拘縮が進み、正座ができなくなってしまいます。

だから、「ちゃんと正座をしよう」という努力は続けていくべき。

先の章でも述べたように、日頃からお風呂で『ひざ曲げ伸ばし体操』などをやっていれば、ひざ関節の硬さは着実にとれていきます。また、ふだんから「なるべくひざを曲げよう」「なるべくひざを伸ばそう」という意識を持って生活していれば、少しずつ、ひざの曲げ伸ばしがスムーズにできるようになっていくはずです。

私の患者さんにも、そういう努力を積み重ねて正座ができるようになっていった方がたくさんいらっしゃいます。ぜひ、みなさんも正座から逃げずに、正座に立ち向かっていくような姿勢で臨んでください。

なお、私はよく患者さんから「そもそも、正座という座り方は、ひざにいいのでしょうか、悪いのでしょうか」という質問を受けます。

その答えは、「短時間の正座なら○、あまりに長時間の正座は×」。

正座はひざの関節を深く曲げることになるため、そんなに長い時間でなければ、ストレッチにもなり非常におすすめです。しかし、足がしびれるほど長時間座り続けるのは、かえって関節の負担となります。

ですから、畳や床に座るときは、正座を基本に、たまに足を崩すくらいがちょうどいいのです。何事も程度問題。ほどほどがいちばんというわけですね。

Q
05
ひざ痛を防ぐ座り方のコツはありますか?

A
「体育座り」はNG。おすすめは「アヒル座り」です。

なるべく避けてほしい座り方は、「体育座り」です。

なぜかというと、この座り方を習慣的に行なっていると、骨盤の仙骨が押し込まれる格好になり、仙腸関節に〝ひっかかり〟が生じやすくなるからです。仙腸関節は、ひざや腰をはじめ、全身の関節の要。ぜひ気をつけてほしいと思います。

おすすめの座り方は「アヒル座り」です。これは、正座をしたまま、両足のひざから先を左右に広げ、お尻をぺたんと床につけた座り方。アヒルが羽を広げたようにも見えるため、このような呼ばれ方をしています。

なぜおすすめなのかというと、この座り方をすると、ひざ関節が「O脚と逆の動き」をすることになるから。O脚の場合、ひざ関節の内側ばかりに力が加わることになるわけですが、アヒル座りだと、反対のX脚になったときのように、ひざ関節の外側に力が加わるわけです。また、その座り方のまま、上半身を仰向けにすれば、この

ひざ痛を防ぐ座り方

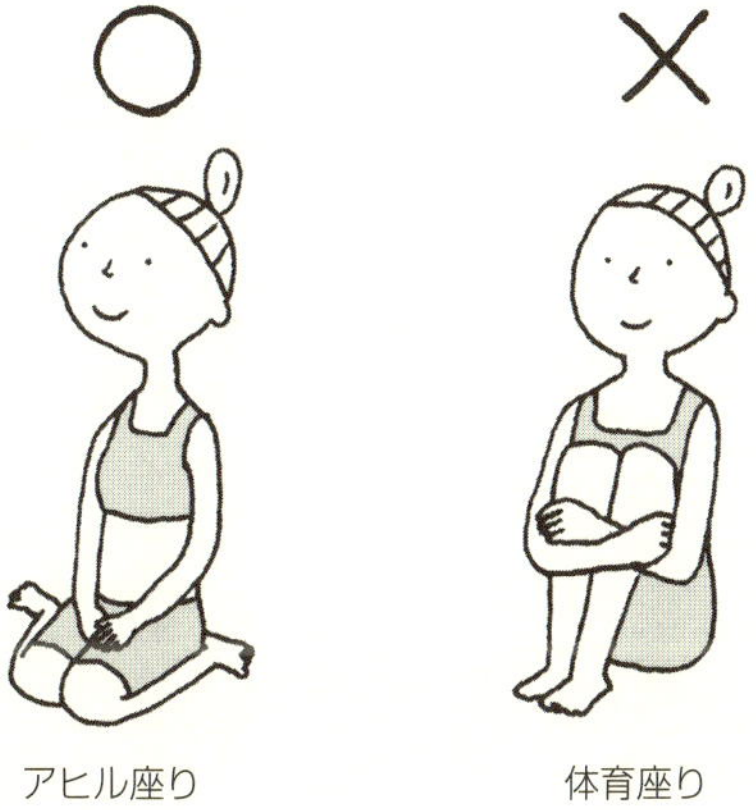

力がいっそう関節に加わることになります。だから、私は『ひざ痛&O脚を防ぐトレーニング』としても、この座り方をおすすめしているのです。

なお、もうひとつ、つけ加えておきましょう。椅子に座るときも、床に座るときも、できるだけ背筋をピンと伸ばして座るようにしてください。背筋がきれいに伸びた美しい座り方は、関節や筋肉にも負担をかけません。

逆に、背中を丸めてだらっと座っていると、ひざ痛や腰痛を招く元凶となります。十分に注意するようにしてください。

Q 06

足にウエイトをつける運動療法は間違いだった？

A

あまり効果はないと思います。とくに女性の方にはおすすめできません。

変形性ひざ関節症は、大腿四頭筋の筋力の衰えが大きな原因となります。

このため、これまで多くの整形外科では、大腿四頭筋の筋力を回復させるため、『足首にウエイトをつける運動療法』が行なわれてきました。これは、足首におもりをつけ、太ももの筋肉を使いながら足を曲げ伸ばししていくトレーニング。きっと、経験されたことがある方も多いのではないでしょうか。

しかし、私は、この運動療法はあまり効果がないと思います。

理由のひとつめは、この運動療法によって鍛えられる筋肉が、「太もものまんなかの筋肉」である点。前述のように、変形性ひざ関節症のきっかけとなるのは、内側広筋という「太ももの内側の筋肉」です。しかし、この運動療法では、〝まんなか〟の大腿直筋ばかりが鍛えられてしまい、〝内側〟はあまり鍛えられません。これでは意味がないのです。

ウエイトを使った間違った運動療法

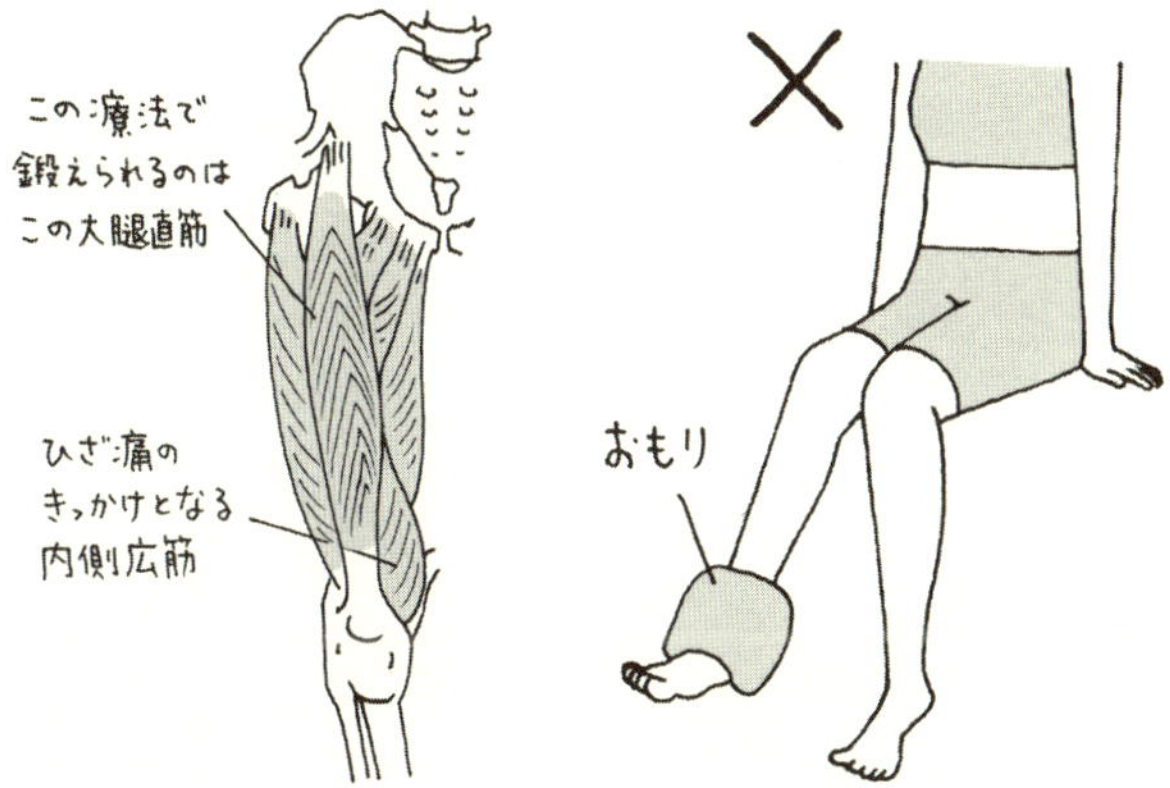

理由のふたつめは、このトレーニングが、結構ハードな点です。筋肉量の多い男性であれば、うまくいくケースもあるのですが、筋肉量が少ない女性にとっては、この運動療法はかなり過酷。たいていの女性は、途中で嫌になり、挫折してしまうでしょう。また、一生懸命がんばりすぎて、かえって筋肉を痛めてしまうようなケースもあります。

つまり、「鍛えるべき筋肉（＝内側広筋）」を鍛える効果が乏しいうえ、つらいトレーニングを強いられることに……。みなさん、これで、私が「おすすめできない」というわけがおわかりいただけましたでしょうか。

Q07

筋トレは別に必要ないって本当ですか？

A 本当です。それよりも、よく歩くようにしてください。

ひざ痛の患者さんに「痛みの原因は、足の筋力低下です」と説明すると、ジムへ行って、慣れない筋トレをはじめようとする方がいらっしゃいます。

でも、私はそんな必要はないと思います。

なぜなら、筋トレをがんばりすぎて、かえってひざの関節や筋肉を痛めてしまうケースが多いからです。それに、筋トレが好きで、どこをどう鍛えるかがわかっている人がやるのなら別ですが、多くの初心者はそれがつかめていません。そのために、やみくもにトレーニングをして、必要のない筋肉を鍛えたり、必要な筋肉をまったく鍛えていなかったりする場合が少なくないのです。

私は、筋トレをする時間があるなら、その分歩いたほうがいいと思います。

先にも述べたように、「小まめによく歩くこと」は、ひざ痛持ちの人にとって、もっとも効果的なトレーニングです。ひざ関節は「歩くため」にこそ存在するもの。

その動きの円滑さは、やはり「よく歩く」ことによって取り戻していくのがいちばんなのです。

なお、腹筋や背筋も、ことさら鍛える必要はありません。

よく「腰痛の人は、腹筋・背筋を鍛えるべきだ」という話を耳にしますが、私はこれはウソだと考えています。それは、腹筋や背筋を鍛えぬいたスポーツ選手にも腰痛持ちが多いのを見ればわかること。腹筋や背筋は、ふつうの日常生活を送れるだけの量と強さがあれば十分なのです。ですから、ひざ痛の人も腰痛の人も、腹筋運動や背筋運動を無理にがんばる必要はないでしょう。

また、スクワットも、やりすぎるとひざを痛めるので注意してください。

ひざ痛が気になる人がスクワットを行なう場合は、ひざを深く曲げない『ハーフスクワット』にしておいたほうが無難です。ハーフスクワットとは、ひざを曲げる角度が90度以内の軽いスクワットのこと。なお、ハーフスクワットであれ、やってみて少しでもひざに痛みを感じるなら、その時点でやめておくこと。くれぐれも無理はしないようにしてください。

Q 08

トイレはやっぱり洋式のほうがいいの？

A そのほうがラクです。ただし、足腰にラクをさせすぎない心がけも大切です。

トイレは和式よりも洋式のほうがラクです。ひざを深く曲げないため、痛みを感じることなく腰を落とすことができます。また、〝畳に座る生活〟よりも〝椅子に座る生活〟をするほうがラクです。やはり、しゃがんだりひざを曲げたりする機会が少なくて済むからです。もっといえば、掃除をするときは、雑巾がけよりも掃除機やモップを使うほうがラクですし、ズボンや靴下を穿《は》くときも、立ったまま穿くよりも椅子に座ってから穿くほうがラクでしょう。

ただ、あまりひざや腰にラクをさせすぎるのもいかがなものでしょうか。

何度もいうように、関節は動かさないでいると、だんだん動かなくなっていくもの。ひざや腰がラクだからといって、ラクな生活に慣れてしまうと、動く範囲が狭くなってしまうことも考えられます。人間もそうなのかもしれませんが、関節もずっとラクをしていると、怠けることばかり覚えてしまって、ろくに働かないようになってしまうものなんですね。

ですから、あまり〝過保護〟になりすぎず、ときにはきびしく叱ったり、ムチを入れたりすることも必要なのです。基本的にラクな生活をするのは構いません。でも、それればかりではなく、ときには、ひざや腰を怠けさせないように〝活〟を入れてあげる姿勢も大切だというわけです。

おすすめなのは、日常生活で、できるだけ「体を使ったいろんな作業」を行なうように心がけること。毎日同じような作業しかしていなければ、ひざや腰の関節は、いつも同じような範囲でしか動きません。でも、いつもとは違う作業に小まめに手を出していれば、いろんな関節が使われ、ひざや腰の関節にもいつもと違う動きや深い動きをさせることができるはずです。

たとえば、たまにはガーデニングやお風呂掃除に精を出すとか、押入れや物置のなかを整理してみるとか、身近にできる「体を使った作業」はいろいろあるはずです。ぜひみなさんも、生活のなかでいろんな動作をすることを心がけ、関節にラクばかりさせないように工夫してみてください。

Q
09

下半身の冷えは、ひざ痛によくない？

A もちろんよくありません。ひざや腰はできるだけ温めてください。

関節を冷やすのは禁物です。

もし、ひざや腰に痛みを抱えている人であれば、下半身を冷やすことによってその痛みがさらにひどくなってしまうことでしょう。

冷えた状態のもとでは、血行が悪くなって酸素が行き渡らなくなるために、筋肉が硬直して関節を動かしにくくなります。また、冷えると関節の拘縮が進みやすく、動く範囲が狭くなってしまいがちにもなります。そういうふうに〝冷えて縮こまった〟関節をなんとか動かそうとするわけですから、ひざや腰などの痛みが増してしまうのも当然なのです。

ですから、体を冷えにさらすような状況は極力回避して、もしそういう場に赴く場合は徹底したガードを心がけるべき。とりわけ、下半身は血行不良に陥りやすく冷えやすいですから、重点的に対策をとるようにしてください。

たとえば、女性であれば、なるべくスカートよりもパンツルックを選ぶようにするといいでしょう。さらに、ひざ掛けやショールなど、「冷えてきたな」というときに下半身を守れるような〝布地〟を常に持ち歩きたいもの。冬に限らず、夏の冷房風から身を守るためにも、こうしたアイテムは欠かせません。

なお、下半身を温める工夫も大切です。

おすすめは携帯用カイロ。痛む部分や冷えやすい部分に手軽に貼って用いることができます。ひざ痛の場合は「ひざの内側のちょっと下あたり」、腰痛の場合は「腰椎の位置」や「仙腸関節の位置」に貼るようにするといいでしょう。

ちなみに、温湿布は意外に温める効果が少ないので、私は温湿布よりもカイロの使用をすすめるようにしています。ただし、携帯用カイロを用いる場合は、長時間の使用を避け、低温やけどに十分に注意するようにしてください。

そのほかにも、最近は、温熱効果をもたらすサポーターなど、いろいろな〝温めグッズ〟が販売されています。ぜひ、あの手この手を使って体を温め、冷えを撃退するようにしましょう。

Q 10

天気が崩れるとふしぶしが痛むのはどうして？

A

気圧の変化などの影響で、関節周囲の血管が収縮するためと考えられます。

じめじめした梅雨の時期や、季節の変わり目の急に寒くなった時期などに、体のふしぶしに痛みを感じるという方は少なくありません。また、お天気が西から崩れてきたり、台風が近づいてきたり、長雨が何日も続いたりしたときに、ひざや腰の関節に痛みを訴える方もいらっしゃいます。

この原因は、まだはっきりとはわかっていません。ただ、気圧の変化が影響しているのではないかと思われます。

天候の悪化に伴い気圧の谷が近づいてくると、その影響によって体の血管が微妙に収縮し、末梢の血行が悪くなってきます。また、それに伴い、自律神経のバランスも微妙に変化して、緊張を拾い上げやすい交感神経モードにシフトします。それによって、関節周囲の血管や神経がナーバスな状態になるのではないでしょうか。つまり、お天気が崩れると、関節がふだんよりも痛みをキャッチしやすい過敏な状態になってしまうわけですね。

なお、風邪やインフルエンザなどにかかって高熱を出すと、決まってふしぶしの関節が痛むという方もいらっしゃいます。

こちらのほうは、ちゃんと病名があって、『多発性関節炎』と呼ばれています。これは、発熱によって、体の弱っている部分の関節に炎症が起こる病気で、一か所に限らず、あちこちの関節がうずくように痛むのが特徴。風邪などの熱が治まれば、関節の痛みのほうも自然に治まるのがふつうです。

この多発性関節炎の場合、ふだん、なんとなく不調を感じている関節がてきめんに痛みだす場合もありますし、昔、事故やスポーツで痛めた関節が思い出したようにうずく場合もあります。ですから、もし発熱時に関節が痛くなったならば、「ああ、自分はここの関節が弱っているんだな」と、よく心に留めておくようにするといいでしょう。

いってみれば、〝ふしぶしの痛み〟は、関節の訴えるSOSのようなもの。そのSOSの叫びをしっかり受け止めて、関節ケアにうまく役立ててほしいと思います。

Q 11

ひざ痛持ちが知っておくべきバスの乗り方とは？

A

降車の際、座席から立つ前に、ひざをよく曲げ伸ばししておきましょう。

混み合ったバスの車内の情景を想像してください。

杖を持った、ひざが悪そうなお年寄りがシルバーシートに座っています。車内には「次は○○町に停車します。お降りの方は、危ないですからバスが停車してからお立ちください」というアナウンス。数分後、「○○町」に着いて、バスが停車。降車口のドアが開いて数人が降り、そのお年寄りも立ち上がろうとしました。ところが、なかなか立ち上がれません。歩くのにも時間がかかっています。そして、数秒後、そのお年寄りが降車口にたどり着かないうちにドアがバタンと閉まり、無情にもバスが発車……お年寄りは途方に暮れてしまう——。

きっと、ひざ痛持ちの人は、他人事に感じられないのではないでしょうか。

変形性ひざ関節症が進んだ人は、立ち上がるにしても、歩くにしても、行動のスタート時がいちばんつらいもの。「危ないですから、停車してからお立ちください」

といわれても、立つのにひと苦労、歩きはじめるのに、またひと苦労。だから時間がかかって、降りる前にドアが閉まってしまうような事態になるわけです。

　では、いったい、どうしたらいいのか。

　私のおすすめは、座席に座っているうちに、ひざをよく曲げ伸ばししておく作戦。目的地が近づいてきたら、前もって、ゆっくりとひざを曲げたり伸ばしたりをくり返しておくのです。バス停ひとつ分くらい前から行なえば、目的の停留所に着いたときに、そんなに痛みを感じずに立ち上がることができるはず。ストレッチにより関節がほどよく温まっているため、時間をかけずに立ったり歩いたりができるわけです。

　また、座席に座っているときに、ひざのお皿を手でグリグリと回すように刺激しておくだけでも違います。すぐに行動に移れないのは、ひざの関節液がどろどろの状態になっているのも原因のひとつ。しかし、このお皿への刺激を行なうと、関節液が回りだし、わりとスムーズに行動をスタートさせられます。

　いずれもちょっとしたことですが、やるとやらないとでは、〝動きだし〟に大きな差がつきます。ぜひ、みなさん覚えておくようにしてください。

Q12

ひざ痛を悪化させない靴の選び方は？

A かかとの高い靴や、かかとが固定されていない靴は避けてください。

街を歩いていると、ハイヒールを履きなれていないのにもかかわらず、無理して履いている女性をよく見かけます。

そういう人は、たいていの場合、上半身を前に突き出してお尻を後ろに残した「く」の字のような姿勢をしていて、そのうえ、ひざが曲がっています。そんな状態で歩くわけですから、なんだかギッコンバッタンと足腰が動いているような感じで、傍目にも歩きづらそう。ひざや腰の関節に大きな負担がかかっていることは、おそらく誰が見ても一目瞭然でしょう。

前の章でも述べましたが、ハイヒールは、外反母趾だけではなく、ひざや腰にもよくありません。とりわけ、履きなれていない人が無理に履いていると、てきめんに足腰を痛めてしまいます。パーティーなど、「どうしてもハイヒールを履かなければいけない」という場合以外は、なるべく履かないほうがいいでしょう。

また、ミュールやサンダル、つっかけなどもおすすめできません。

なぜなら、これらの靴は、かかとがホールドされていないから。

立つとき、歩くときの体重は、かかとに乗せるのが基本です。しかし、こうした、かかとが固定されていない靴だと、足を上げたときにかかとが浮いた不安定な体勢になってしまいます。しかも、かかとでの着地が安定しないから、歩くたびにつま先に体重を乗せて着地するような歩き方になってしまいますよね。すると、バランスを安定させようとして、自然にひざが曲がり、上半身は前へと投げ出されるような格好になってしまうのです。こういった姿勢が足腰の関節のダメージへとつながることはいうまでもありません。

それに、こうした靴は、歩いているうちにかかとが横にずれてしまうことが少なくありません。ヒールの高いミュールでも履いていれば、体勢が崩れた拍子に足首をくじいたりひざをねじったりしてしまうこともあります。

ですから、少しでもひざ痛や腰痛が心配ならば、かかとがしっかりとホールドされる靴を選ぶこと。そして、何よりも歩きやすい靴を選びましょう。

Q13

サプリメントを飲めば、ひざ痛を解消できる?

A

根本的な解消はできません。でも、利用してみるのはいいでしょう。

ひざ痛をはじめ、関節トラブルを抱えている人には、サプリメントを飲んでいらっしゃる方が少なくありません。

とくに利用が目立つのは、コンドロイチン、グルコサミン、コラーゲンといったところ。ここではくわしい説明はしませんが、コンドロイチンは軟骨や靭帯の弾力を増して関節を強くするとされ、グルコサミンは軟骨の主成分のひとつであるため、関節を丈夫にするとされています。また、コラーゲンも関節の炎症や痛みにいいとされています。

ただし、どれを摂取しても、関節の痛みを根本的に解消するような劇的な効果は期待できません。ですから、「これさえ摂《と》っていれば安心だ」「これを飲んでいれば、いずれ痛みがなくなる」といった過剰な期待をかけるのは禁物です。それに、関節の痛みを解消し、スムーズに動かしていくための原動力となるのは、あくまで、これまで本書で紹介してきたような〝適切な治療とケア〟です。サプリメントを飲んでいるからといって、治療をせずにいたり、ケアをおろそかにしたりするようなことがあってはいけません。

　こういった点をしっかりわきまえているのであれば、私はサプリメントを利用するのも悪くないと考えています。つまり、あまり効果を期待しすぎず、頼りすぎないこと。サプリメントや健康食品は、「ものは試しだから」という姿勢で、楽しみながら利用していくくらいがちょうどいいんですね。

　なお、コンドロイチンやコラーゲンなどの成分は、食事からも摂取することができます。たとえば、コンドロイチンが豊富に含まれているのは、フカヒレ、ヒラメ、ウナギ、かまぼこなど。グルコサミンは、カニやエビの殻、干しエビなどのほか、ヤマイモ、納豆、オクラ、ナメコといったネバネバ系の食品に豊富です。さらにコラーゲンは、鶏の皮や手羽先、アンコウ、カレイ、牛すじ、煮こごりなどに多く含まれています。毎日のメニューを工夫して、こうした〝関節にやさしい成分〟を体に摂り入れていくといいのではないでしょうか。

Q 14

ひざを痛めないための山登りのコツは?

A できるだけ下りに時間をとり、ゆっくり山を下りるようにしてください。

ひざ痛の人にとって、階段の上りよりも下りのほうがつらいことは、先にもご紹介しました。

では、山登りの場合はどうでしょう。

やはり、下りのほうがきつく、ひざを痛めてしまうケースが多いのです。重い荷物を背負って頂きを目指しているときのほうが一見たいへんそうですが、実際は逆なんですね。

なぜなら、上りの際は、一歩一歩ゆっくり歩くので、2本の足で体重を支えていることが多い。これに対して下りの際は、片方の足を勢いよく下ろして着地しますよね。このとき、1本の足に荷物を含めた全体重がかかってくる。だから、ひざにとっては、下りのほうがより大きな負担になるわけです。

ですから、山に行かれる方は、「登山は下りがポイントだ」と心得て、下りに多めの時間をとっておくほうがいいでしょう。とくに、ひざに不安がある方は、十分すぎるくらいの時間をとることをおすすめします。そして、慌てたり急いだりしなくて済むよう、体力的にも精神的にも余裕を持ち、ゆっくり下りてくるようにしてください。

なお、歩き方についても、ひと言アドバイスしておきましょう。

上るときも下るときも、着実に一歩ずつ、両足の歩みを確かめるように歩いてください。なるべく片方の足だけに荷重がかかるのを減らすため、小またで歩くのがおすすめです。また、下りでは、登山道に大きな岩や段差などがあっても、飛び降りないほうがいいでしょう。腰を下ろしてからゆっくり降りたり、迂《う》回《かい》したりすれば、ひざに衝撃を与えずに済みます。

とにかく、ひざは登山の〝生命線〟です。もし、登山中に痛めてしまったら、仲間などに大きな迷惑をかけてしまいますし、あとで痛みなどの状態がひどくなれば、好きな山にも登れなくなってしまう可能性もあります。

だからこそ、山好きの方はとりわけ、ひざの関節ケアに細心の注意を払ってください。そして、末長く山登りを楽しめるようにしましょう。

Q 15

マラソンでひざを痛めないための注意点は？

A 長い時間をかけて少しずつ筋肉の調子を上げていくことです。

最近、マラソンにチャレンジして、ひざを痛める人が増えているそうです。転倒してひざをケガしたり、ひざをひねったりする場合もありますが、マラソンでひざを痛めるケースの大半は『大腿四頭筋炎』です。

大腿四頭筋炎については、前の章でも触れました。太ももの筋肉が炎症を起こしてしまう疾患ですね。原因は、あまりの急な酷使にひざや太ももの筋肉が面食らってしまい、たまらずに悲鳴を上げてしまったため。要するに、ちゃんとした準備もせずに、長い距離を走ったのがいけなかったわけですね。

では、大腿四頭筋炎にならないためには、どうすればいいのか。

そもそも、筋肉という器官は、少しずつ鍛え、徐々に力をつけていかないと、その力を発揮できないようにできています。

もし、フルマラソンにチャレンジするなら、少なくとも1か月前くらいから、マラソン用のトレーニングをはじめ、徐々に筋肉の状態を上げていく必要があるでしょう。短い距離からはじめて、大会が近づくにつれ、少しずつ走る距離を延ばしていく。ただし、大会ギリギリまできついトレーニングをするのではなく、2〜3日前にピークを持ってきて、後はスタートまで軽くならすくらいの練習をするようにするといいでしょう。スポーツ医学では、こういう状態で筋肉をスタンバイさせるのがもっとも本番で力を発揮しやすいとされています。

つまり、マラソンという過酷な競技にチャレンジするなら、最低でもこれくらいの準備と覚悟をもって臨まなければならないということです。

もちろん、これはマラソンでなくとも、どんなスポーツに対してもいえること。何をやるにしても、筋肉にはそれ相応の準備が必要なのです。たとえ、その辺を軽くジョギングしたり散歩したりするようなときでも、ちゃんと事前にウォーミングアップをして、十分に筋肉や関節をほぐす姿勢を忘れてはなりません。

逆に、そういった準備が伴わない状態でのスポーツへのチャレンジは、無謀であり、危険です。ひざや腰の関節を守るため、しっかりと肝に銘じておきましょう。

Q16

関節包内矯正はどうすれば受けられるのですか?

A 東京・王子の「さかいクリニックグループ」まで、ご予約のうえお越しください。

読者のみなさんのなかには、「実際に関節包内矯正の治療を受けてみたい」という方が少なくないと思います。その場合、たいへんお手数ではありますが、東京・王子の「さかいクリニックグループ」まで、ご予約いただいたうえでお越しいただくことになります。

関節包内矯正は、当院でしか受けられません。

地方にお住まいの方からは「東京以外で受けられる場所はないのか」というお問い合わせも数多くいただいております。しかし、私が関節包内矯正の技術を伝授しているのは当院のスタッフだけであり、現在のところ当院以外での治療は不可能な状態なのです。申し訳ございませんが、ご了承ください。

もっとも、当院の患者さんの大半は、地方からいらっしゃる方々です。北海道から沖縄まで、なかには、遠く海外から治療を受けにいらっしゃる患者さんもいます。このため、「東京に滞在しているうちに、集中的に治療を受けたい」といったご希望にも、できる限り対応させていただいております。

なお、「さかいクリニックグループ」は4つの施設に分かれています。「さかい保健整骨院」「ハイメディックシステム」「さかい関節医学研究所」「さかいハイメディックソリューション」の4つです。これらのうち、もっともリーズナブルに関節包内矯正を受けられるのが、中核施設である「さかい保健整骨院」です。料金は初診時が約6000円、2回目からは約5000円です。ただ、申し訳ないことに常時混雑しており、たいへん予約がとりづらい状況になっております。

ちなみに、「ハイメディックシステム」は、ウォーターマッサージベッドや高気圧酸素カプセルなどのハイテク医療機器を利用することができる施設。「さかい関節医学研究所」「さかいハイメディックソリューション」は、時間に縛られずに集中的に治していきたい方々のために設定してある特別なコースです。それぞれの料金体系やコース内容、問い合わせの連絡先など、詳細については、ぜひ当院のホームページ(http://www.sakai-clinic.co.jp/)をご覧ください。

当院では、できるだけ多くの方々に関節包内矯正を受けていただくために、スタッフ一丸となって、1日170名以上の患者さんの治療に当たらせていただいております。予約が先々まで埋まっているため、なかには1年以上お待ちいただくケースもありますが、それでも、少しでも早くみなさんの痛みを解消してさしあげられるよう、日々患者さんの関節の痛みに向き合っております。

もし、私どもの治療技術が、みなさんのお役に立てる日が来ればうれしい限りです。どうぞお気軽にお問い合わせください。

Part

5

ひざ・足腰を強くする 関節トレーニング メソッド

「正しい歩き方」を体に叩き込んでしまおう

この最終章では、ひざ痛を防ぐために私がおすすめしている運動や体操を紹介していくことにします。

まず、正しい歩き方について。

みなさんは、日頃、別に意識することもなく歩いていることでしょう。歩くという行為はじつにあたり前のこと。しかし、その〝あたり前の行為〟を、背を丸めて行なうか、背をピンと伸ばして行なうかでは、生み出される効果が天と地ほどに違ってくるものなのです。

ひざや腰などの関節に、姿勢や歩き方がいかに大きな影響を及ぼすかは、これまでも説明してきましたね。背を丸めた前傾姿勢で歩いていると、自然にひざが曲がり、全体のバランスが崩れて、各関節に大きな荷重負担がのしかかるようになってしまいます。一方、正しい歩き方をしていると、自然にひざがまっすぐ伸びるようになり、各関節にそれぞれに見合った荷重負担がバランスよく分配されるようになります。そして、ひざをはじめとした関節が与えられた役割をきちんと果たし、のびのびとなめらかに働くようになるのです。

それに、歩くという行為は、誰もが毎日やっていること。「関節に悪い歩き方」をしていても、「関節にいい歩き方」をしていても、日々の行ないの代償は、一日一日着実にその人の身に積み重なっていきます。何年、何十年にもわたり「関節に悪い歩き方」をしていれば、足腰の関節にガタがくるのが早まるでしょうし、その間ずっと「関節にいい歩き方」をしていれば、いつまでも丈夫な足腰をキープし、高齢になってもスムーズに動くことができるでしょう。

ですから、ふだん、どういう歩き方をしているかで、ゆくゆく、とても大きな差がつくことになるわけです。

では、正しい歩き方を身につけるには、具体的にどういう点に注意をすればいいのでしょうか。

とにかく、いちばん気をつけていただきたいのは、頭を高く上げ、背筋をピンと伸ばして歩くこと。背がまっすぐに伸びれば、自動的におなかに力が入り、お尻がキュッと引っ込み、ひざもピンと伸びます。先にも紹介したように、自分が〝1本の棒〟になったようなつもりで行動するといいでしょう。

また、一歩一歩、かかとからしっかり着地して、足の親指に力を入れてつま先で蹴り出します。さらに、目線を上げて、少し遠くを見るようにし、腕をよく振って、ふらつかずにまっすぐ歩くようにしてください。

これが、正しい歩き方の基本です。

きっと、みなさんは、「な〜んだ、そんなことか、別にあたり前のことじゃないか」と思われるかもしれませんね。

しかし、その〝あたり前のこと〟ができていない人がとても多いのです。

この基本をしっかりと身につけるかどうかで、みなさんの関節の状態は大きく変わります。少しでも「自分はまだちゃんとできていないな」と思った方は、ぜひ、今のうちにしっかりと正しい歩き方を体に叩き込んでしまいましょう。

ひざ痛を撃退する『綱渡りウォーク』

そこで、ひざ痛やO脚の方におすすめの歩き方をご紹介しましょう。

ひざの内側の筋肉を強化するための歩き方です。

変形性ひざ関節症は、大腿四頭筋の筋肉の衰えが大きな原因になることについてはすでに述べましたね。なかでも、とくに衰えやすいのが『内側広筋』。ひざの内側の筋肉は、ふだんの生活であまり使われないために、とりわけ筋力低下が進みやすいのです。だから、ひざの関節を守るため、この内側広筋を意識的に刺激するような歩き方をしましょうというわけです。

その歩き方は——名づけて『綱渡りウォーク』。

みなさん、ちょっと立ち上がって、自分が綱渡りをしているようなつもりで歩いてみてください。あるいは、平均台や丸太などの細いところを渡るのをイメージしていただいても結構です。

すると、綱や橋から落ちないよう、一歩一歩足の親指に神経を集中して、そろりそろりと足を運ぶような歩き方になりますよね。

では、次に、その歩き方を、サッ、サッとリズミカルにやってみてください。

一歩一歩、足の親指を意識して歩くのがコツです。蹴り出す際に足の親指に力を込め、着地の際も、足の親指をやや内側に入れつつ、かかとから着地するようにする。

そして、歩いている間、いつも足の裏の内側に体重がかかっているようなつもりでまっすぐ足を運んでみてください。

どうです？

やってみると、自然にひざの内側に力が入ってきませんか？　これが、内側広筋が刺激されている証拠なのです。

ふだんから、意識してこういう歩き方をすれば、内側広筋が頻繁に使われるようになり、筋力低下を防いだり、ひざ痛やO脚の進行を食い止めたりするのに大いに役立つはずです。

ぜひ、みなさんもトライしてみてください。

別にまとまった時間長く歩く必要はありません。先に説明したように、ひざ痛を防ぐには「小まめによく歩く」ことを心がけるのがいちばん。また、痛いのに無理して歩く必要もありません。ひざ関節の状態をうかがいながら、できる範囲で歩くようにすればよいのです。

とにかく大切なのは積み重ね。〝長く歩くよりも、正しく歩く〟をスローガンにして、フォームを意識して歩くようにしましょう。

綱渡りウォーク

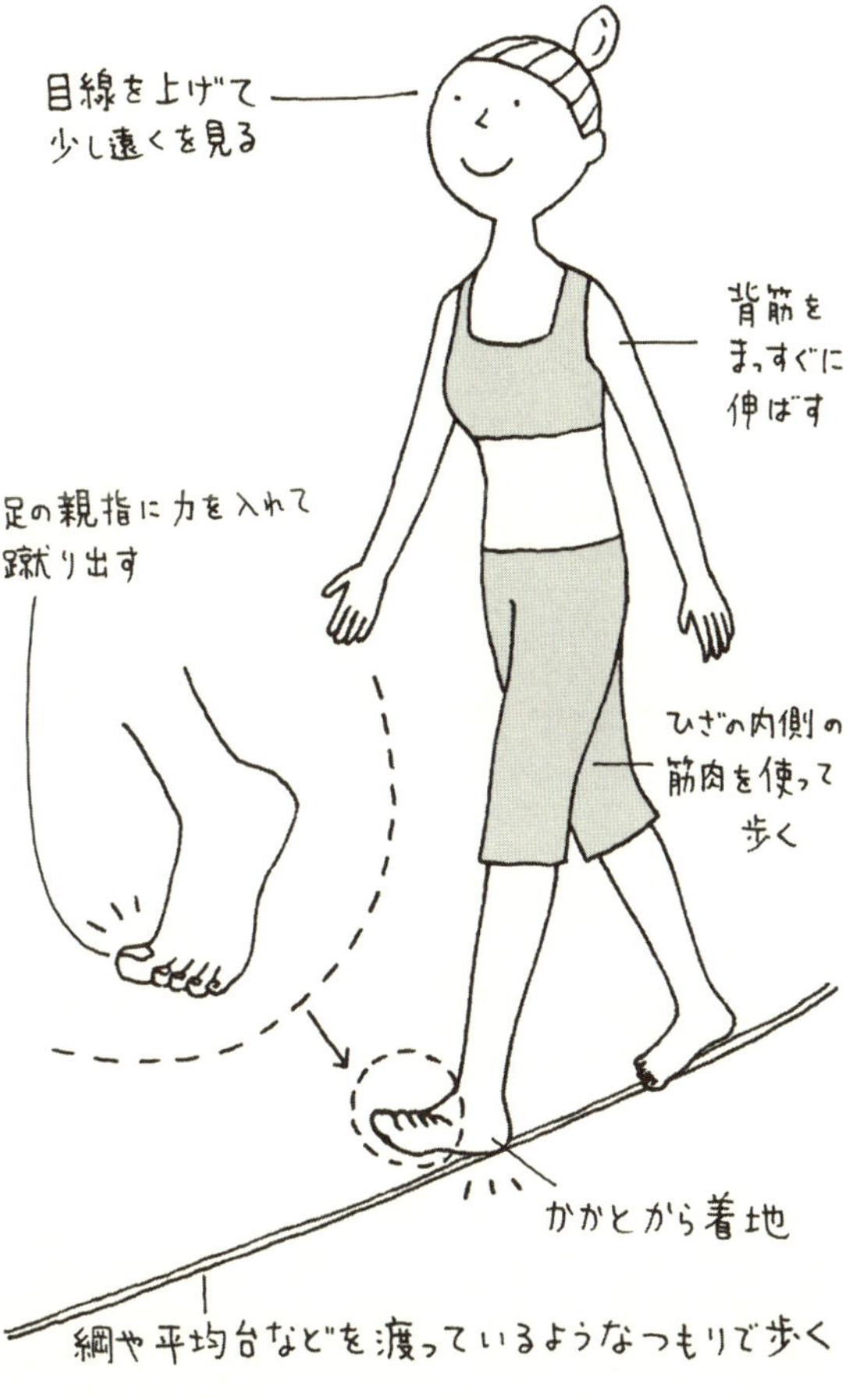
目線を上げて
少し遠くを見る
背筋を
まっすぐに
伸ばす
足の親指に力を入れて
蹴り出す
ひざの内側の
筋肉を使って
歩く
かかとから着地
綱や平均台などを渡っているようなつもりで歩く

なお、この『綱渡りウォーク』、私は別名『モデルウォーク』というようにも呼んでいます。なぜなら、この歩き方は「美しく見える歩き方」の基本。そして、モデルさんに、このような歩き方をされている人が多いからです。

ですから、どうぞみなさんも美しく歩いてください。

男女を問わず、きれいに歩いている人は、とても輝いて見えます。

正しい歩き方、関節にいい歩き方をしている人は、足を運ぶ姿が魅力的に映り、自然に人の眼を惹《ひ》きつけるものなのです。

水中ウォーキングは「ひざにはOK」だけど、「腰にはNG」

ひざ痛や腰痛が気になる方には、プールでの水中ウォーキングをやっている方がたくさんいらっしゃいます。

水中では、浮力で体重が3分の1になりますから、ひざや腰にかかる負担もグッと少なくなります。だから、あまり痛みを感じることもなく、ラクに足腰の筋力を強化できるわけです。

私も、ひざ痛の患者さんには水中ウォーキングをおすすめしています。水中での歩行は大腿四頭筋を鍛えるのに有効であるのはもちろん、荷重圧力が小さくなるために、ひざ関節も比較的自由に動かしやすくなります。これにより、可動域を広げる効果も期待できるんですね。歩行だけでなく、泳ぐのもいいでしょう。ひざ痛のみなさんは、ぜひ積極的に続けてほしいと思います。

ただ、じつをいうと、私は、腰痛の患者さんには、水中ウォーキングはおすすめしていません。むしろ、お止めするときもあります。みなさんも、もし、症状が腰痛のみで、ひざのほうは大丈夫なのであれば、水中でのエクササイズはやめておいたほうが無難だと思います。

理由は、体が冷えやすいからです。

冷えが関節の動きを悪くすることは先に説明しましたが、とりわけ、腰の痛みには冷えは禁物。腰痛の人が水中で運動をしていると、冷えのためにかえって痛みが増してしまうこともあるんですね。

それに、ひざ痛の場合と違って、腰痛の場合は、そんなにがんばって筋肉をつける必要はありません。腹筋や背筋などの腰の筋力や筋肉量は、腰痛の原因とあまり関係していないのです。

つまり、水中ウォーキングでがんばって腰の筋肉をつけたとしても、それによって痛みが消える可能性は低いのです。それよりも、冷えによって腰痛を悪化させることのほうが心配だというわけですね。

だから、水中ウォーキングは「ひざにはOK」だけど「腰にはNG」。ひざ痛には大きなメリットがありますが、腰痛の場合になると、メリットよりもデメリットのほうが大きいのです。

なお、ひざ痛の人も、水中運動による冷えには十分お気をつけください。

たとえば、最近は各地に「スーパー銭湯」や「温泉クアハウス」のような〝プールのような広いお風呂〟がある保養施設やレジャー施設が増えてきました。そういった施設を利用してエクササイズを行なうのもひとつの手です。こうした広々とした浴場施設であれば、ふだんは自宅のお風呂でやる『ひざ曲げ伸ばし体操』も、のびのびと行なうことができますよね。きっと、ひざ痛の方も腰痛の方も、冷えを気にすることなく、じっくりと体を温めながら、気になる関節を動かすことができるのではないでしょうか。

O脚とひざ痛防止におすすめの『タオル縛り運動』

変形性ひざ関節症になる人は、ほとんどがO脚です。外国人の場合には、X脚が原因でひざ痛になるケースもあるのですが、日本人には稀《まれ》です。ここでは、O脚を矯正し、ひざ痛を予防する簡単な体操をご紹介しましょう。

まず、1本のタオルか手ぬぐいを用意してください。

椅子に浅く座って、自分の両足の脛《すね》の辺りをタオルで縛ります。両足が固定されるよう、ちょっとキツめに縛るほうがいいでしょう。

次に、座った状態のまま、自分の両ひざの間に両腕を差し込んで、太ももを広げていきます。背を丸めながら徐々に両腕を深くしていき、両ひじが太ももの位置にくるくらいまで入れてください。そして、その状態で腕に力を込め、太ももを押し広げていくのです。

これを2~3回くり返して終了。朝晩1回ずつ行なうといいでしょう。

この『タオル縛り運動』を行なうと、O脚を進ませている状況とは〝逆のベクト

タオル縛り運動

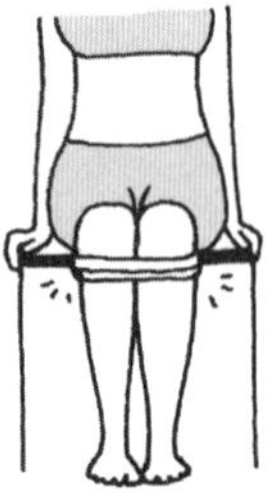

1 両足の脛の辺りをタオルでややキツめに縛る。

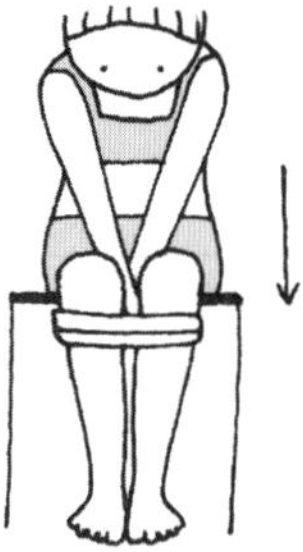

2 座ったまま、両ひざの間に両腕を差し込んで太ももを広げていく。背を丸めながら徐々に腕を深く入れていく。

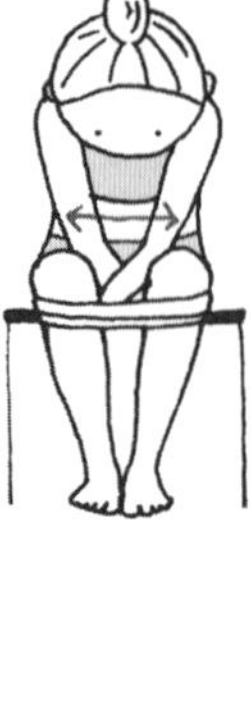

3 両ひじが太ももの位置にくるまで入ったら、その状態で腕に力を込めてひじで太ももを押し広げていく。**1**～**3** を 2～3 回くり返す。

ル〟で力が足に加わることになります。縛られている脛の部分には、「外側から内側へ」の力が働き、両腕で押し広げている太ももには「内側から外側へ」の力が働くのです。つまり、O脚で力のかかる方向と逆方向の力を加えることによって、歪みを矯正していくわけです。

ですから、この『タオル縛り運動』を行なうときには、両足の脛骨のほうはぴちっと閉じて動かさず、太ももの大腿骨だけを外側へ広げていくような感覚で行なうのがコツです。

この体操を習慣的に行なっていると、次第に関節内の重心のかかり方の偏りが解消されてくるようになります。そのため、O脚改善やひざ痛緩和にたいへんおすすめなのです。

『クッション挟み体操』でひざの内側を鍛錬する

ひざ痛が気になる人が鍛えるべきいちばんのポイントは、なんといっても「ひざの内側」です。先ほど、ここを鍛えるための『綱渡りウォーク』を紹介しましたが、歩いているときはもちろん、いついかなるときも、「ひざの内側」を意識するようにしておくといいでしょう。

たとえば、日頃から両ひざをピチッと閉じるように心がけるだけでも、ひざの内側への力の入り方はだいぶ違ってくるもの。女性であれば、いつもミニスカートを穿いているようなつもりで行動すれば、自然とひざを閉じるのを意識するのではないでしょうか。

また、ひざの内側の筋肉は、次のような『クッション挟み体操』でも鍛えることが可能です。

まず、平らなスペースで仰向けになり、両ひざを立てます。次に、クッションをひざで挟み、「ひざの内側の筋肉」を使うのを意識しながら、力をギューッと込めていくのです。そして、力を込めたままの姿勢で30秒間キープし、その後、スッと力を緩めます。この緩急をつけた筋肉刺激を、3回ほどくり返すのです。

なお、クッションは、あまりふわふわのものではなく、なるべく厚めで弾力のあるものを選ぶようにしてください。

ちなみに、クッションの代わりに、子供の練習用のサッカーボールやドッジボール

クッション挟み体操

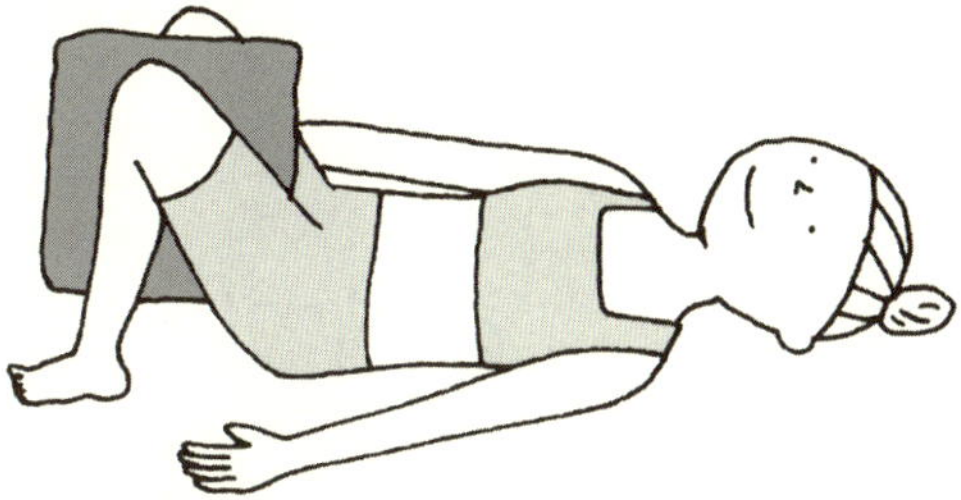

仰向けになり、両ひざを立て、ひざの間にクッションを挟む。「ひざの内側の筋肉」を使うのを意識しながら力を込めていき、そのままの姿勢を30秒キープする。その後、スッと力を緩める。この体操を3回くり返す。

などを用いるのもおすすめです。大人用の革張りのサッカーボールやバスケットボールだと、硬すぎるうえサイズが大きすぎるのですが、子供の練習用だと、適度な弾力があってサイズも小さめでちょうどいいのです。

どちらを使うにしても、毎日1〜3回、習慣にして行なうようにすれば、ひざの『内側広筋』が着実に鍛えられ、ひざ痛やO脚の予防に大いに役立ってくれるはずです。

とにかく、ひざの内側の筋肉は、日常生活の動きではあまり使われることがありません。ぜひ、ふだんから意識的に接して、鍛錬するよう心がけてください。

8の字体操

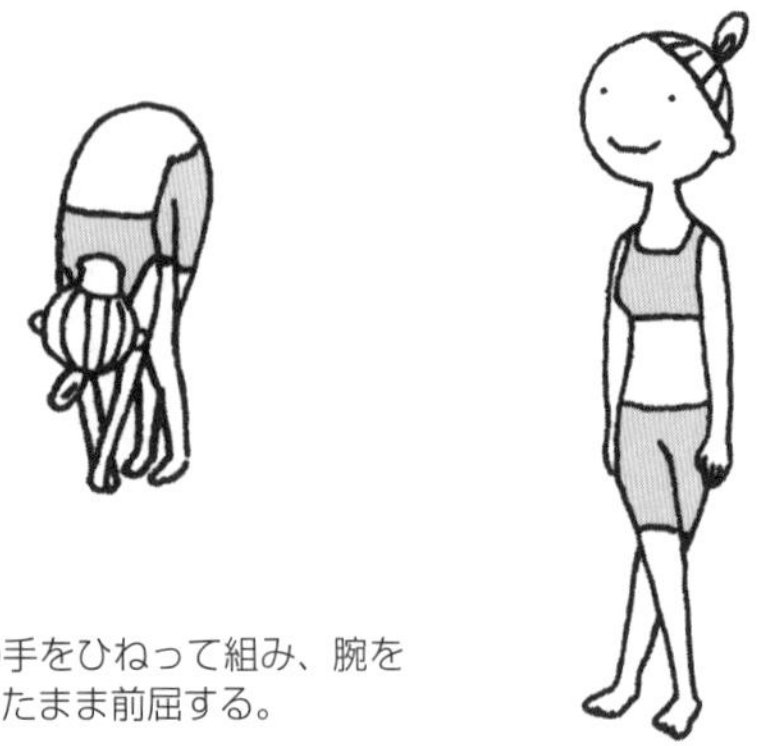

2
左右の手をひねって組み、腕を伸ばしたまま前屈する。

1
左右の足を交差させて立つ。

ハムストリングスを刺激して、体をやわらかくする『8の字体操』

体が硬い人は、ひざ痛になりやすい傾向が見られます。

たとえば、『立位体前屈』をやってみて、指先が床につかないような人は、かなり体が硬い証拠です。お尻から太ももの裏側にある『ハムストリングス』という筋肉が硬いために、体を深く折り曲げられないんですね。そういうふうに、下半身の筋肉の伸縮性が今ひとつだと、ひざの関節の動きにも影響が出てくる可能

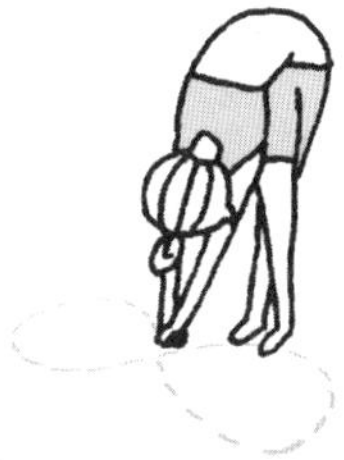

3

手を下に伸ばして組んだまま、大きく「横8の字」を描くように10回ほど回す。

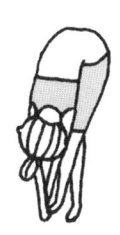

4

足の交差、手の組み方を逆にして、同じように前屈して逆回りに「横8の字」を描くよう10回ほど回す。

性があります。

とはいえ、体が硬いのはひざ痛の直接的な原因というわけではありませんし、そんなに気にすることもないとは思いますが、日頃から体を柔軟にしておくに越したことはありません。そこで、体をやわらかくする『8の字体操』をご紹介することにしましょう。

みなさん、最初に一度、立位体前屈をやってみて、自分の体の硬さの程度がどれくらいなのかを確認しておいてください。

それでは、『8の字体操』をはじめましょう。

まず、広くて平らな場所に立ち、左右

の足を交差させます。左右の手をひねって組み、腕を伸ばし、手は組んだ状態のまま前屈します。手を下に伸ばして組んだまま、床に大きく「横8の字」を描くように10回ほど回します。

さらに、左右逆のパターンも同じように行ないます。左右の足をさっきとは逆に交差させ、手の組み方も上下を逆にしたうえで、大きな「横8の字」を10回ほど描いてください。

これで終了です。さて、それではみなさん、もう一度、立位体前屈をやってみてください。

どうです？　さっきよりも体を深く折り曲げられるようになったのではありませんか？

きっと、みなさん『8の字体操』をやっている最中、足の後ろの筋肉がさかんに刺激されているのをお感じになったことでしょう。これは、足の後ろのハムストリングスがストレッチされていた証拠。この筋肉がほぐされたことによって、体がやわらかくなったというわけです。

ふだん、体の硬さを自覚している方は、どうぞ習慣にしてみてください。

いつでもどこでもできる『ひざ伸ばしストレッチ』

ひざの関節運動の基本になるのは〝曲げ伸ばし〟です。

歩くにしても、立つにしても、座るにしても、基本の〝曲げ伸ばし〟がスムーズにいかなくなるから支障が出る。関節がひっかかったり、動く範囲が狭まったりして、曲げたり伸ばしたりが思うようにいかなくなるから、いろいろと困った事態が生じてくるわけですね。

だから、ふだんの生活で、ひざをよく曲げ伸ばしする習慣をつけるのは、とても大切なことなんです。

とくに、伸ばすほうが重要。ひざ関節という器官は、日頃からよく伸ばしておけば、広い可動域がキープされて、よく曲がるようにもなります。ですから、日頃から事あるごとにひざを伸ばし、ストレッチをするようなクセをつけておくと、非常にいいというわけです。

やり方は、じつにシンプルです。

ひざ伸ばしストレッチ

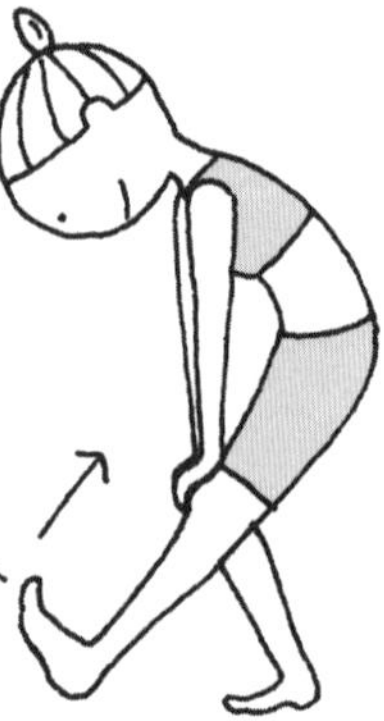

足を軽く開き、片方のひざに手をあてがってよく伸ばす。

上の図のように、足を適度に開き、ひざの上に手をあてがってよく伸ばす。伸ばす際は、なるべくつま先を体方向へ反らせるようにしてください。ただそれだけです。

これだけのストレッチなら、いつでもどこでもできますよね。

たとえば、バス停でバスを待っている間、伸ばすのもいいでしょう。散歩中、ひと休みするタイミングでひざを伸ばすのもいいですね。

また、食事中や仕事中にも、座ったまま、机やテーブルの下でこっそり行なうことができますよね。

ですから、みなさんもいつでもどこで

も、気づいたときに『ひざ伸ばしストレッチ』を行なうように心がけてみてはいかがでしょうか。

誰にでもできる簡単なストレッチではありますが、日頃から気づくたびにこれをやっている人とやっていない人とでは、ひざ関節の寿命にも大きな差がつくのですから。

最後に――

私は、ひざ痛を防ぐいちばんの秘訣は「いかに〝小さなこと〟を守れるか」にあるのではないかと思っています。

この本において私は、ひざ関節を守るための〝小さなこと〟をいろいろ提案してきました。テニスボールを使った『簡易版・関節包内矯正』もそうですし、お風呂での『ひざ曲げ伸ばし体操』もそう。「姿勢や歩き方に気をつけましょう」というのもそうですし、今紹介したばかりの『ひざ伸ばしストレッチ』もそう。みんな、誰でも簡単にはじめられる〝小さなこと〟ばかりです。

でも、どんな〝小さなこと〟も毎日毎日積み重ねていけば、とても大きな成果へとつながっていくもの。そして、最終的には、その積み重ねこそがいちばんものをいうようになっていくものですよね。

ひざ痛も同じです。〝小さなこと〟を毎日の習慣にできた人は、ひざの関節を末長くいい状態にキープできるでしょう。80歳になっても90歳になっても足腰がピンピンしている状態だって夢ではありません。逆に、〝小さなこと〟をバカにして行なわず、ひざ関節の訴える〝小さな不調〟にも耳を貸さないような人は、遠からずひざ関節に症状が現われることでしょう。もしかしたら、まだまだ働き盛りの年代で足腰にトラブルが現われてしまうようなこともあるかもしれません。

すべての分かれ目は「〝小さなこと〟をどれだけ大事にしてきたか」なのではないでしょうか。

なにしろ、変形性ひざ関節症をはじめとしたひざ痛は、何年、何十年という長い歳月をかけて徐々に進行します。それだけに、こういう〝小さなケア習慣〟がとりわけものをいうことになるんですね。

ですから、みなさん、〝小さなケア習慣〟をぜひ大切にしてください。そして、関節の小さな声に耳を傾けながら、関節を大事にして、人生を大事に生きていきましょう。

何十年後も元気でいるために――

いつまでも元気に動くひざをつくっていきましょう。

あとがき

最後までお読みいただき、本当にありがとうございました。

最近、外を歩いていて、健康な姿勢や歩き方をなさっている70代以上の方を見ると、この方は今まで、どういうことに気をつけて人生を送ってこられたのだろうと、思わずインタビューしたくなることがあります。私自身も40歳を過ぎて、20代のように、体全体が何の故障もなく絶好調という日は少なくなってきました。しかし、症状のメカニズムを理解しているので、自分で簡単な治療をしたり、姿勢や動作を気をつけることで、症状を解消しています。そんな日々を送るうち、そのまま放置していると重症になり、手術しか選択の余地がなくなる前に、自分でできるちょっとしたコツのようなものを読者のみなさまにわかりやすく伝えたいと思い、この本を書かせていただきました。

以前、ある大学病院のひざ手術の名医のご講演を拝聴したことがあります。その先生がおっしゃっていた「自分は今まで手術をたくさんしてきたが、本当にひざの手術が必要だったのは、ごくわずかの患者だけだったかもしれない」という言葉が、深く印象に残っています。具体的には、「もう少し診察時間に余裕があったら」「患者さんひとりひとりに運動の仕方や普段の生活で気をつけることをゆっくり説明していたら」手術をしなくても大半が治っていたのではないだろうかということでした。たしかに、ひざの症状は客観的に見てかなりひどくても、ちょっとした整復や生活習慣に気をつけることで、不思議と痛みが解消できてしまうことがよくあるのです。

さらにもうひとつ、ひざの痛みは、首や腰よりも、構造的に症状のメカニズムがわかりやすいといえます。しかし、ひざ痛は腰関節を中心に他の関節の影響を受けやすく、比較的症状が出ているところだけをミクロ的に診察したがる西洋医学にとっては、落とし穴になりやすい関節ともいえるのです。ですから、ひざの診察は他の関節よりも難しいといわれるのかもしれません。

本当のひざの名医は、ひざでなく患者さんの歩き方や姿勢に着目するといわれています。私はまだまだではありますが、数多くの臨床経験を患者さんにさせていただき、姿勢や重心を研究したため、この言葉の意味を理解できたような気がいたします。

最後に、本書を生み出すきっかけをいただきました高橋明さま、担当いただきました幻冬舎の藤原将子さま、私を支えてくれております弊社のスタッフ及び家族に感謝いたします。

2011年初春

酒井慎太郎

酒井慎太郎（さかい・しんたろう）

さかいクリニックグループ代表。柔道整復師。整形外科や腰痛専門病院、プロサッカーチームの臨床スタッフとしての経験を生かし、腰痛やスポーツ障害の疾患を得意とする。聖マリアンナ医科大学医学部解剖実習にて「関節包内機能異常」に着目。それ以来、関節包内矯正を中心に難治の腰痛やひざ痛の治療を1日170人以上行なっている。TBSラジオの「大沢悠里のゆうゆうワイド」やTOKYO FMでレギュラーを担当。スポニチや日刊ゲンダイで連載、スポニチではコラムも担当。多くのテレビ番組で「注目の腰痛治療」「神の手を持つ治療師」として紹介される。また、一般の方や医療関係者向けの勉強会を全国で行なうなど、啓蒙活動に取り組んでいる。ボクシング第36代WBC世界フライ級チャンピオン内藤大助選手、ボクシング第69代WBA世界フライ級チャンピオン坂田健史選手、プロレスラー故・三沢光晴選手、読売巨人軍元監督堀内恒夫さん、プロ野球城石憲之コーチ、プロ野球高橋由伸選手、プロサッカー岩本輝雄元選手、シンクロ銅メダル鈴木絵美子元選手、スピードスケート大菅小百合選手、女優十朱幸代さん、俳優村井国夫さん、女優音無美紀子さん、音楽プロデューサー松任谷正隆さん、タレント笑福亭鶴瓶さん、タレント土田晃之さん、タレント山本博さん（ロバート）、女優秋野暢子さん、タレント磯山さやかさん、ミュージシャン寺田恵子さん（SHOW-YA）、松久信幸さん（シェフ）、映画監督増田久雄さん、指揮者奥村伸樹さん、アナウンサー大橋未歩さん、アナウンサー原元美紀さん、東京慈恵会医科大学病院の幡場良明先生などアスリートやタレント、医療関係者の治療も手掛ける。著書に『「体の痛み」に耳をすます早わかり事典』（現代書林）、『関節ゆるめ・伸ばしダイエット』（ワニブックス）、『腰痛は99%完治する』『肩こり・首痛は99%完治する』（ともに小社刊）などがある。

ホームページhttp://www.sakai-clinic.co.jp

ひざ痛は99％完治する
“くり返す痛み・腫れ”も“O脚”もあきらめなくていい！
2011年 2 月25日 第1刷発行
2013年 3 月25日 第8刷発行
著 者 酒井慎太郎
発行者 見城 徹
編集人 福島広司
発行所 株式会社 幻冬舎
〒151-0051 東京都渋谷区千駄ヶ谷4-9-7
電話 03(5411)6211(編集) 03(5411)6222(営業)
振替 00120-8-767643
印刷・製本所 図書印刷株式会社

GENTOSHA

検印廃止

ISBN978-4-344-01958-4 C0095
幻冬舎ホームページアドレス http://www.gentosha.co.jp/
この本に関するご意見・ご感想をメールでお寄せいただく場合は、
comment@gentosha.co.jpまで。